讀2頁就睡著！

史上最強

告別失眠術

瞬間入睡

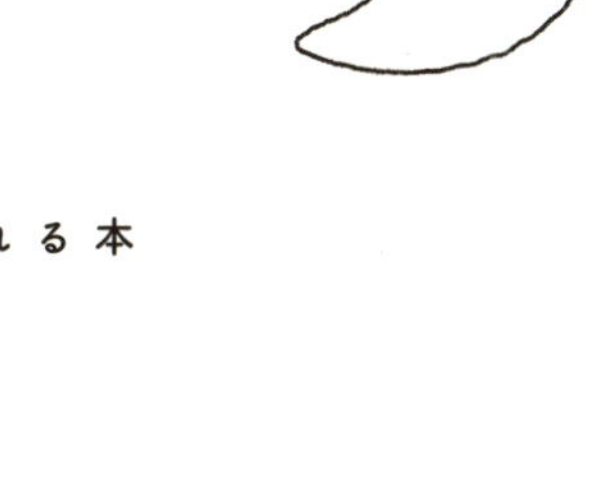

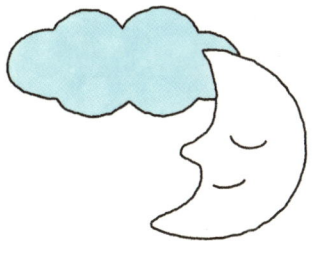

無意識さんの力でぐっすり眠れる本

前言

「壓力」與「睡眠」密不可分。

一般人也常這麼說，不過，我自己身為心理諮詢師，在我的職場經歷中，也深切感受到這點。

- **一鑽進被窩，就會忍不住想工作的事，腦袋很清醒，無法入眠**
- **「煩惱」和「不安的事」陸續浮現腦中，無法入眠**
- **討厭的人出現腦海，心頭煩躁，無法入眠**

這些都是來到我的諮詢室求診的人常有的煩惱。

此刻閱讀此書的各位，或許也有類似的煩惱。

工作和人際關係不順利，日常生活中抱持這種煩惱的人，往往也會失眠。

根據世界衛生組織的調查，全世界人口約有10～30％受慢性失眠所苦。

我過去看過的客戶，三十年來總計有九萬人之多，而他們大多也都有睡眠方面的問題。

以「催眠」的作用洩去多餘的力量

我不是睡眠的專家，所以我並非是想要「解決睡眠問題」而加以治療。

但當我進行心理療法中的「催眠療法（現代催眠）」後，客戶不光日常生活中的煩惱獲得改善，也開始能一夜好眠，說來也真不可思議。

這是因為催眠發揮了作用，不安與恐懼消失，能很自然地放鬆。

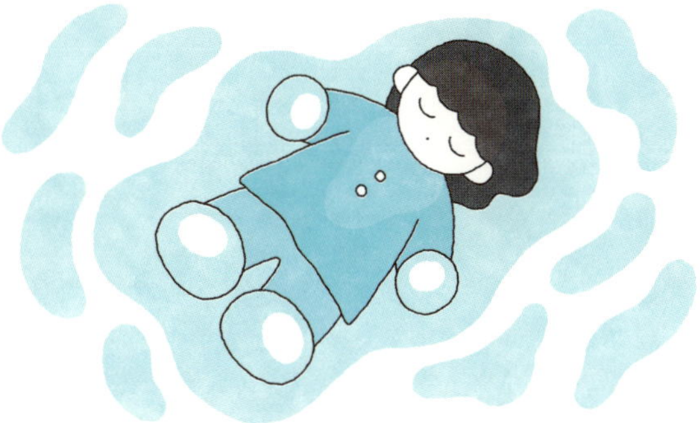

請試著想像一下這樣的畫面。

你浮在水面上。

只要一用力，身體就會下沉。

放鬆力量後，身體會藉由浮力自行浮起。

當我們一感到不安，就會覺得「我得想想辦法才行」，而不自主地繃緊力氣。就像在水中因為繃緊全身力氣而往下沉一樣。

一旦心裡想著「我要努力思考，來解決問題」，腦袋就會一直轉個不停，而無法入眠。

想要拋下這種「不自主想太多的毛病」，

重點就像在水中將身體交給浮力一樣，要把一切都交給「**無意識**」去處理。

「無意識」是什麼

人同時擁有「**意識**」和「**無意識**」。

我們都以為自己一直都是有意識的思考，展開行動，但其實大部分都是在無意識下行動。

舉例來說，請試著想像一下騎腳踏車的情形。

騎腳踏車時，腦中不會老想著「不要翻車」對吧。就算什麼也不想，一樣可以騎好腳踏車。這就是無意識發揮了作用。

一開始騎腳踏車時，曾一再地練習，不斷翻車對吧。

不過，一旦學會騎腳踏車後，只要想著「我要直行」，就能不用意識到腳踏車的存在，而自在地騎乘。

學騎腳踏車時，只要一再地練習，便會在無意識下學會，不過，有些事就像呼吸或眨眼一樣，打從一開始就沒意識到它的存在，無意識下就會做。

而「睡眠」也跟呼吸和眨眼一樣，不是刻意地讓自己「睡吧！」，而是在無意識下進行。

那麼，為什麼理應可以在無意識下辦到的睡眠，卻無法順利入眠呢？

那是因為，睡前想太多＝意識過度運作。

只要阻止意識過度運作，將一切交給無意識去安排，就能沉沉入睡。

光是閱讀，「無意識先生」就會出手相助

那麼，要如何將一切都交給無意識呢？

本書會使用前面提到的「催眠療法（現代催眠）」，讓無意識發揮作用。

說到催眠，可能有人會覺得可疑，不過，這是如假包換的心理學手法。

催眠療法可以讓人發揮自己原本擁有的力量。

運動員在比賽前會採取個人獨特的例行動作，這代表的含意是**停止有意識的作用，將一切交由無意識的力量＝發揮原本具有的力量**。

催眠是藉由讓意識混亂，來使無意識發揮作用。通常來說，如果要很仔細地進行催眠，需要花很長的時間來引導意識進入混亂的狀態。

我在進行心理諮詢時，起初也都是很仔細地對客戶展開催眠。

但我心想「要讓意識混亂，有沒有更簡單的方法？」，就此想到**「暗示句」**，並開始使用。結果**這個方法對客戶發揮的效果，與花長時間引導催眠幾乎一樣**。

本書要介紹的**「魔法暗示句」**，我實際請客戶使用後，也發揮了效果。這個暗示句帶有會讓意識混亂的**「隱喻（metaphor）」**，所以只要在腦中誦念，就會跟仔細進行催眠時一樣，讓無意識發揮作用。

無意識經由催眠療法發揮作用後，整個人當然會從不安感和恐懼等不舒服的感覺中獲得解放，而過去所抱持的睡眠煩惱，也會完全消失，就像不曾存在過似的，就此睡得香甜。

此外，一旦順利發揮無意識的力量，不光能睡得香甜，自己擁有的力量也會自然發揮，所以工作和人際關係都會變得更順利。

為了讓人光看書就想睡，本書的內文全都設下了「機關」。藉由嵌在文中的**「催眠腳本」**，光閱讀就會讓人不知不覺間進入催眠狀態。

所謂的催眠腳本，簡單來說，就是**「在故事中加入能讓無意識發揮作用的訊息」**，光是閱讀，無意識就會發揮助力，相當方便。

在內文中，主語會突然改變，或是採用過去和現在混亂交錯的表現方式，所以或許會讓人覺得不易閱讀，但這是為了讓意識混亂，以進入無意識的世界，才刻意採用這樣的寫法。

讀了催眠腳本後，靠自己的意識無法整理的資訊，會透過無意識來巧妙整理，能就此安心入睡。

此外，本書為了容易進入催眠狀態，所以在編寫時盡可能省略艱澀的專業用語。

如果用科學的用語來加以說明，便會有意識地產生「嗯？」的疑問，所以書中一概不會提到複雜難懂的事。

書中有些地方會將「無意識」寫成**「無意識先生」**，這也是將**「無意識」的存在擬人化的一種手法（敘事治療）**。

內文中提到的**「血糖值」**、**「發炎」**、**「壓力荷爾蒙」**等名稱，也都當成故事中的登場人物般來處理，這樣容易緩解緊張的狀態。

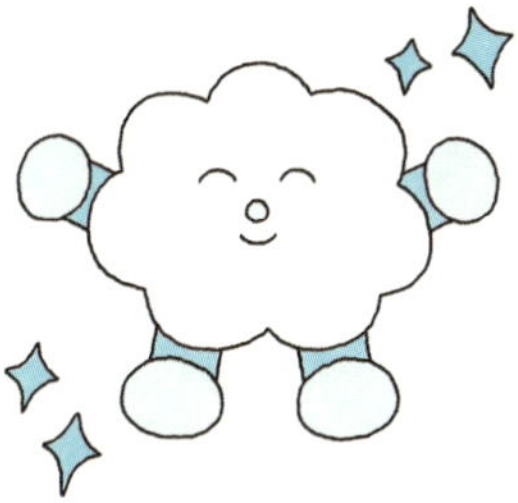

本書的用法

如果能從頭到尾看完整本書，會因為催眠效果而更容易入眠。

不過，如果你很難從頭到尾看完，就算只是從各個章節中挑選容易閱讀的部分看，一樣會啟動睡眠開關，所以只要放輕鬆閱讀就行了。

在第一章，為了緩解身心的緊張，我寫了一個**「和睡不著有關，很常見的故事」**。藉由讓人覺得**「也許真是這樣！搞不好真是這樣！（Yes!）」**，而打開催眠的開關，進入「Yes Set」這樣的催眠導入狀態中。閱讀本章，無意識先生就會開始發揮作用。

第二章的**「魔法暗示句」**，只要在腦中誦念，句子中所包含的隱喻便會引導進入催眠狀態，能和無意識先生和睦相處。推薦總是想太多，想要馬上讓思緒停下來的人使用。

第三章要介紹的是**「刻意使用意識的方法」**。這採用的是現代催眠的「悖論」手法。是使用意識來讓無意識發揮作用的一種機制，對於心中抱持「光靠暗示就能睡著嗎？」這個疑問，始終無法揮除的人，以及**擅長數數，專注**

在眼睛看得到的東西上的人，推薦採用這個方法。閱讀本章節，會讓活絡的意識混亂，引導進入「催眠狀態」，能借助無意識先生的力量。

而第四章所寫的故事，每個都是**「用來引人進入無意識的世界裡的催眠腳本」**。這裡所介紹的「透過睡眠能得到的效果」（例如容易想出好點子、消除沒必要的緊張感、人際關係變好等等），會透過閱讀，**無意識先生以強大的力量在背後支持你的人生，你自己也會就此升級**。

最後的**「只要閱讀就能睡得香甜的故事」**，誠如其名，為了讓人閱讀後便能入睡，全部都安排了催眠腳本。算是個神奇的故事，不過，如果能在睡前閱讀，將會發揮安眠效果。

這本書寫了許多方法，所以或許會讓人不知道在什麼情況下用哪種方法才好。像這種情況，我在本書的最後整理出「魔法暗示句」與「刻意使用意識的方法」，各位只要大致看過一遍，挑自己感興趣的嘗試即可。

猛然回神，已來到沉睡的世界裡

以前有位當精神科醫師的朋友對我說「大嶋兄的書，我總是都擺在床邊」。

「哇～！你常看我的書啊！」，正當我為此沾沾自喜時，他回我一句「不，每次想看，就不小心睡著了，所以總是都擺在床邊！」。

當時我心裡大受打擊，但後來我才發現**「啊！我那是以催眠腳本寫成，難怪他會睡著！」**。

這本書裡也有催眠腳本，所以有時可能會有**「明明想看到最後，卻不知不覺間睡著了」**的這種情形。就算沒看到一半睡著，只要有時間就拿出來看，無意識也會發揮作用，睡眠品質或許會逐漸改善。

我自己原本也屬於不容易入睡的類型，但現在幾乎天天好眠。

那是**因為我透過催眠，與無意識先生成了好朋友**。

不是心裡想著「我得想想辦法才行！」，而緊握著不安和害怕不放，而是要將它放開，試著把一切交給無意識去處理。如此一來，無意識和意識就能巧妙取得平衡，不光在睡眠的世界裡，就算醒來時，一樣也能從不安中解放，感受到自在生活的喜悅。

如果各位能透過本書來感受這個世界，將是我最大的欣慰。

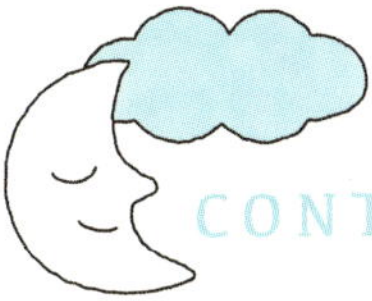

CONTENTS

CHAPTER 2 光誦念就會覺得想睡的「魔法暗示句」

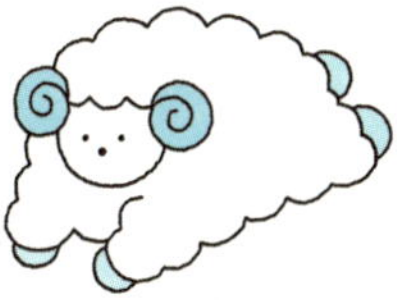

CHAPTER 3

刻意使用意識來入睡的方法

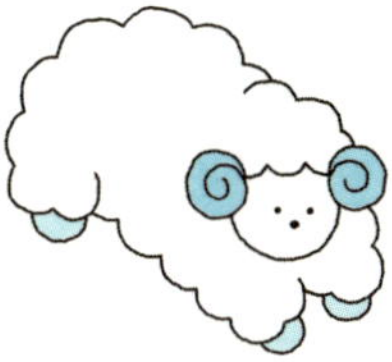

CHAPTER 4

以無意識先生的力量看到的世界將就此改變

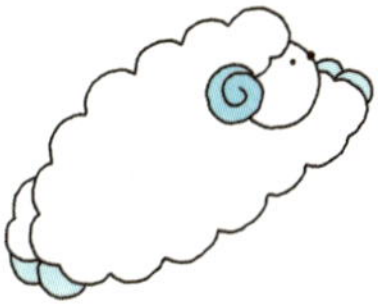

CHAPTER

1

明明很想睡……為什麼腦袋卻很清醒？

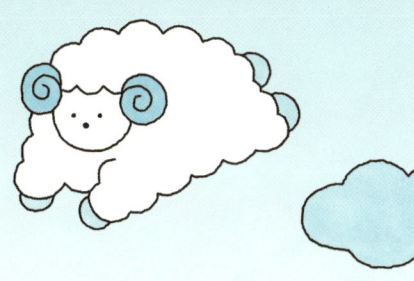

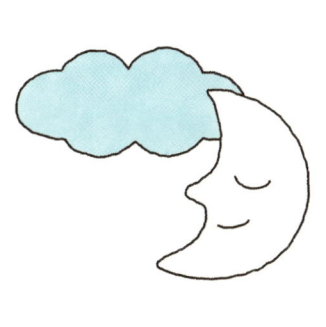

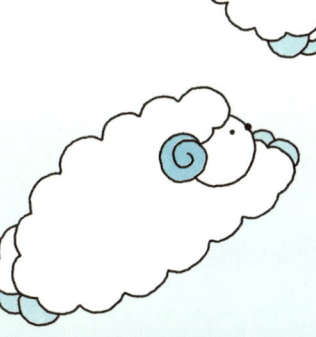

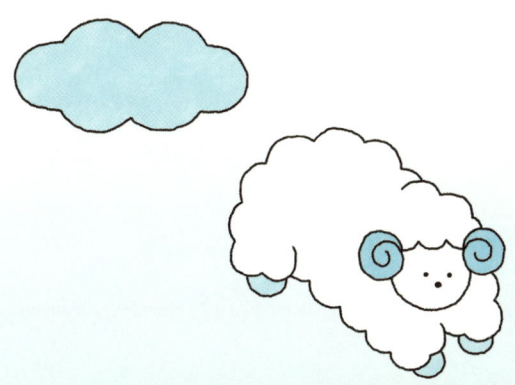

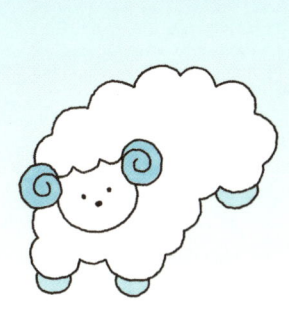

睡前思緒一直轉個不停……

「我的辛苦沒人了解」

明明心裡想著「要早點睡」，但一閉上眼，就想起那些討厭和不安的事，就此睡不著覺。

整天都有讓人感受到強大壓力的事，就寢時會浮現腦中，腦袋轉個不停，怎麼也睡不著，有這種經驗的人應該不少。

我自己也曾有一段時間因為想太多而睡不著。

本章會以我個人的體驗為主來談，同時也會讓各位讀者在閱讀的過程中心想「也許我也有這樣的經驗」，緊張的狀態就此緩和，洩去身上緊繃的力氣。藉由閱讀本章，會讓第二章的「魔法暗示句」和第三章之後的方法更容易發揮效用。請務必要放鬆心情，一路看下去。

某天我在公司的會議中發言時，一位看起來對我的工作一點都不感興趣的人，提出像在吹毛求疵般的問題，就此將現場的氣氛弄得很僵。

我正準備就寢時，腦清楚地想起當時的場面。

「為什麼那個人要當眾說那種令我難堪的話呢？」

我心想**「在這種不舒服的心情下，根本睡不著」**，就此拿出手機，一直在看影片。儘管心裡想著「都是那個人，害我白白浪費了寶貴的睡覺時間」，卻還是一直在看影片，停不下來。其實我原本打算晚上十二點前就寢，但不知不覺間，就這樣過了深夜兩點。

白天時那個人挑釁的發言，如果換作是別人聽了，也許會覺得「這種事有必要那麼在意嗎？」。

一想到「別人不覺得苦惱的事，我卻在意得不得了」，就會覺得「我的辛苦沒人了解」，而更想埋首在影片和遊戲中。

正因為覺得我的精神創傷沒人了解，為了抒發壓力，而心想**「我得自己掌控壓力才行」**，就這樣持續看起了影片。

接著會心想「我得早點睡才行，不然明天可就糟糕了」，愈是焦急，過去因為事情搞砸而心情沮喪的場面陸續浮現腦海，就此更加難以成眠。

「責任感」愈強的人，愈會失眠!?

某天精神科醫生對我說**「你之所以會失眠，是因為你責任感太強」**，令我大受震撼。

我之所以會失眠，是因為我太一板一眼？

如果是有責任感的人，聽到別人的挖苦，應該可以不當一回事，更認真地完成工作，心情爽朗地安穩入睡才對。

結果醫生對我說**「也許你覺得該做的事就得認真做好，過多的責任感形成了沉重的壓力。因為壓力的緣故，你連工作也無法全心投入對吧」**。

這時我想到一件事。

覺得「該認真做好才行」的工作，偏偏往後延，反而是不重要的人委託了不重要的工作，卻馬上著手進行，很快便完成。

過多的責任感形成沉重的壓力，使得該做的事遲遲沒能完成。

感受到責任後，因為這分壓力而愈想愈多，無法入眠。

經醫生這麼一提，我覺得被他說中了。

但我還是有地方想不透，於是問醫生：

「可是醫生，以我的情況來說，與其說是因為責任感，不如說是因為我覺得都是別人造成的，腦中一直想著這些事，就此造成失眠。這會不會是因為我沒責任感啊？」

醫生聽了之後，笑著應道**「連對方不愉快的情感，你都把這個責任扛了下來，所以才會一直想著這些事，不是嗎」**。

「對方生氣或不高興，明明是他的事，但你卻覺得對方會有不愉快的言行，原因是出在自己身上，有這分責任，所以才會不斷去想對方的感受，就此失眠。之所以馬上就認定是別人所造成，也是因為『自己一個人感受到責任的壓力，卻沒人能了解』，算是這種心情的展現吧。」

經醫生這麼一說，我感覺自己彷彿看出自己總是覺得孤獨的原因，就此恍然大悟。

「為對方不愉快的情感負起責任」

晚上閉上眼想入睡時，那個令我感到不悅的人，逐漸浮現我腦中。

「為什麼他瞧不起我！」我怒火湧上心頭，頭腦愈來愈清晰。

這時，我想起醫生說過**「對方不愉快的情感，你認為自己有責任」**。

「咦～！我竟然認為自己對這個人的情感有一分責任在」，當我發現這點時，說來也真不可思議，他就這樣漸漸從我腦中消失。

當那個令我感到不悅的人消失後，接著我心想「別人委託我的工作，我能如期完成嗎？」，腦中就此浮現不安。

「那件事沒做，這件事也沒做」，當思緒開始轉個不停時，我心想「**啊！這不就是責任感嗎！真好懂！**」，就此真切感受到自己的責任感。

原本有責任感是很好的一件事。因為過度責怪自己，就是有責任感。這分責任感受到賞識，才會承接各種工作。

連睡覺時都在想工作的事，這責任感未免也太誇張了吧，我承認自己擁有很強的責任感。接著，我的責任感可能是因為受到我的認可，感到開心，就這樣不知不覺間消失了。

責任感消失後，我再也不去想工作和讓我感到不安的事，不知不覺間沉沉睡去。

在睡覺時會替我們整理記憶的「無意識先生」

「失眠」＝「意識全力運作」

因為責任感強，而不自主地責怪自己，無法入眠。這同時也是意識過度運作。

「失眠」的狀態，簡單來說，就是意識全力運作的狀態。

因此，透過「暗示」讓意識過度運作的狀態停下來，把一切交給無意識去處理，這樣就能入睡了。

以剛才我的例子來說，「**我得想想辦法才行**」的這種意識過度地行動，最後是以**「我責任感太強」**這句話來加以消除，引導無意識產生作用。

我們為了生存，意識和無意識兩者都很重要。

意識運作的狀態，是能認識周遭情況的狀態。透過意識的運作，我們能順著常識生活（行動）。

另一方面，無意識運作的狀態，是一種自然生活的狀態。

無意識會在我們意識不到的地方運作，調整我們的身心。

舉例來說，「呼吸」不是有意識地進行，而是透過無意識的運作來進行。如果興奮，呼吸就加快，為了讓腦和肌肉能活絡地運作，會吸入許多氧氣。無意識會配合狀況來調整心跳數，讓含有氧氣和營養的血液可以順暢地循環。

就像這樣，在意識沒運作的地方，無意識隨時都在背後支援。

討厭的記憶就交給無意識先生！

睡眠時，意識不太運作，而是改由無意識在運作，替我們展開許多調整。

小時候就算挨父母罵，被人欺負哭著回家，只要睡一覺醒來，便覺得「之前明明那麼難過，但現在卻心情舒暢」，應該很多人都有這樣的經驗吧。

早上起床後，心中的鬱悶一掃而空，這也是因為原本雜亂無法整理的記憶和情感，在睡覺的時候，無意識替我們做了一番整理。

人們常說「睡覺忘煩憂」，其實不是忘了，而是在無意識下對記憶進行適當的整理。

就像房間散亂的話，會讓人覺得不舒服一樣，如果記憶散亂的話，也會覺得「不舒服」，如果有無意識代為整理，便會感到心情舒暢。

由無意識整理過的記憶，之後會經由無意識美化，所以不管發生了多痛苦的事，也只會讓人覺得**「雖然當時很痛苦，但我真的很努力」**，產生懷念之情。

就像呼吸一樣，記憶的整理同樣也交由無意識去理就行了，但我們要是心裡想「這種討厭的感覺，該怎麼處理好呢」，而想自己來整理這些不愉快的記憶，就會感到痛苦，而無法入眠。

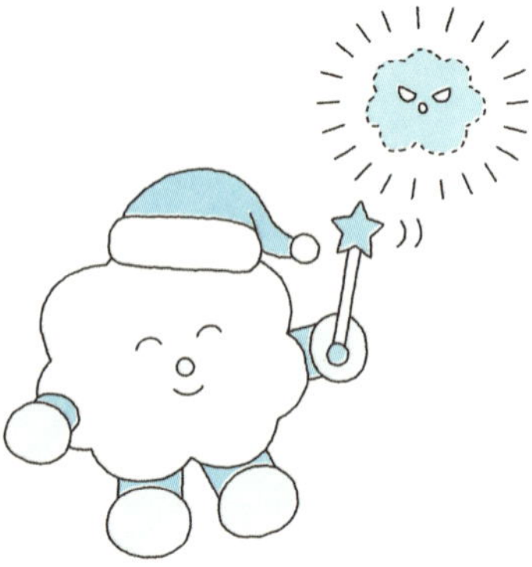

就算在人際關係上感到不愉快，只要心裡想**「就交給無意識去整理記憶吧」**，好好睡上一覺，事後應該就會覺得「咦？為什麼我之前會為那種事感到悶悶不樂呢」，而不會讓不愉快的記憶一直綁住自己。

然而，當時我心想「為什麼那個人會對我擺出那樣的態度呢」，不讓無意識去整理我的記憶，而是想靠自己來整理。

結果我無法順利整理好那不愉快的記憶，就此換來失眠的夜。

如果不去操弄記憶，解決辦法就會自己浮現

如果發生討厭的事，**大可好好睡一覺，將不愉快的記憶全部交由無意識去處理，但我卻心想「要是我不自己想辦法解決，實在不放心」。**

基於奇怪的責任感，而想要靠自己想辦法，想起過去不愉快的記憶，不愉快的感覺在腦中散亂開來，就此失眠。

「今天也一樣，非做不可的工作都不能好好處理」，這種責怪自己的心情，同樣也只是「一般的記憶」，所以只要好好睡一覺，將記憶交由無意識去處理就行了。

然而，我反省自己「為什麼一直反覆做同樣的事」，想要整理自己過去

搞砸的記憶。

結果不斷想起「那時候同樣也沒能做好」以及過去所犯的錯，腦中變得愈來愈亂，也更加悶悶不樂。

無意識會以過去的眾多的失敗體驗與這次發生的事相對照，加以整理。就算我們自己有意識地想這麼做，也不是那麼容易。

就算有意識的想要整理自己過去搞砸過的事，想要「參照過去類似的失敗經驗」，但「一個晚上根本想不完」，不知不覺間就天亮了。

就像為了整理房間而從壁櫥裡搬出許多東西，結果「變得更加散亂，無

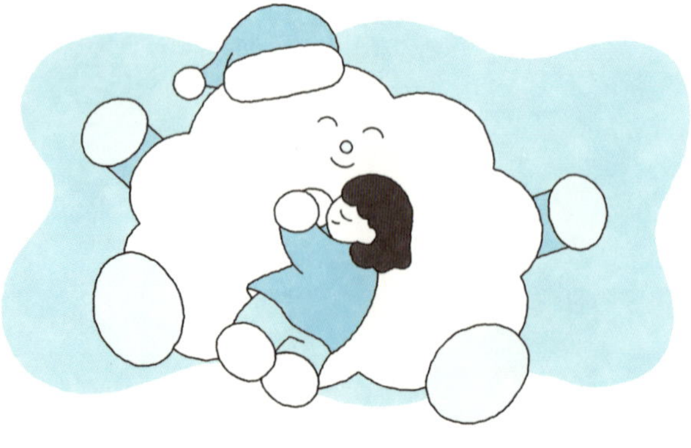

從收拾」，兩者是一樣的情況。

如果在人際關係上發生了討厭的事，就告訴自己「把記憶交給無意識去整理吧」，別去操弄記憶，好好睡一覺，等一早醒來，一切都就會整理好。「或許我也有不對的地方」，就像這樣，昨天沒想到的事，會就此浮現腦中。

當該做的工作不能好好處理時，為了請無意識先生處理這樣的體驗，我好好睡了一覺，結果「咦？昨天做不到的事，我什麼也沒想，就做到了」，就此發生不可思議的事。

那是因為無意識參照過去眾多的失敗體驗，替我整理記憶，導引出解決方法。

無意識先生給了我們「與人之間適度的距離感」

當然了，有時交給無意識去處理，卻還是會有「咦？昨天的不舒服感還是沒消失」的這種情形。

不過，起床時的這分不舒服感，有時是**在整理過記憶後，因為現在的我還有需要，所以無意識先生為我遺留了這種感覺。**

某天，因為被上司挖苦，我一直到晚上都滿腔不悅。儘管我心想「就把這分不悅的感覺交給無意識先生去處理吧」，上床睡覺，但隔天早上醒來，不悅的感覺仍在，心裡想「真不想見到那位上司」。

我心想「咦？無意識先生沒把昨天的事當作記憶替我處理嗎？」，就這樣前往公司，結果那位上司突然變得很和善，主動向我邀約道「要不要一起吃午餐」。

如果是平時的我，心裡會想「咦？也許他和我想的不一樣，是個好人」，而就此答應上司的邀約。

但因為心裡還留有早上的不悅，所以我回了一句「不用了」，加以拒絕。

從那之後，我與這位上司便一直保持適當的距離感，說來也真不可思議，之後這位上司再也不會拿我出氣了。

就像這樣，不管發生怎樣的事，無意識都會在我們沉睡時適當地加以整理，助我們一臂之力。

睡覺時需要「安心感」

想睡時就會「退化」？

某天，朋友帶著五歲的兒子到我家一起用餐。

在用餐時，他兒子一直都很乖巧，但晚上九點一過，他便突然大聲叫嚷著「我不要！我不要！」。

「咦？之前不是一直都乖乖地和大家一起玩嗎！」我大感吃驚，接著他卯起來鬧脾氣，不斷哭喊著「我不要、我不要」，過了一會兒，他由母親抱在懷裡，就這樣睡著了。

看到男孩的模樣，我這才明白**「這孩子是想睡覺，而恢復成嬰兒時期的模樣」**。

小嬰兒想睡覺時會哭泣，要讓母親溫柔地抱在懷裡哄著「乖！乖！」，才會睡著。

看了這位五歲的男孩想睡覺時，恢復成像一、兩歲的小嬰兒般的狀態，哭個不停，我猛然意識到**「我會不會在睡前也出現退化現象？」**。

「誰快來保護我！」

「我討厭這個，討厭那個」，晚上睡覺前腦中想的都是討厭的事，就像那個五歲的男孩一樣，**心裡叫嚷著「我不要！我不要！」，心情很不愉快，這其實是因為心智退化成小嬰兒，心裡想著「我想要有人來保護我，不受那些不愉快的事打擾！」**。

藉由變成小嬰兒，來尋求受母親保護般的**「安心感」**。

小嬰兒為了喝媽媽的奶而哭鬧，但是需求獲得滿足後，就會放心地沉沉入睡。

小嬰兒之所以想喝奶，是因為肚子餓，處在血糖值下降的狀態。餵他喝奶後，血糖值穩定下來，就能放心地入睡。

而想喝奶卻喝不到時，小嬰兒會因為「哭累了」而睡著。

小嬰兒會因為哭泣而分泌**「壓力荷爾蒙」**，而這個壓力荷爾蒙和「糖」一樣能提升血糖值。透過這種壓力荷爾蒙，能提升因空腹而下降的血糖值，就此入睡，就是這樣的一套運作機制。

我們可以說，小嬰兒就算喝不到媽媽的奶，但只要哭，就能獲得跟喝奶時一樣的安心感，所以才哭。

只要釋放出壓力荷爾蒙就睡得著。睡覺時老想著討厭的事，這種人可能是在不知不覺間想獲得向母親撒嬌時的安心感。

我之所以老想著那些討厭的事，是因為心裡想**「要是沒人幫我的話，我得自己保護自己才行」**。

當我還是嬰幼兒時，由於父母親雙薪，母親常不在家，聽說我為了找尋不在身邊的母親，成天哭不停。也許就是當時腦中被輸入了「就算哭也沒人會來幫我」的意識。

如果能將這種**「沒人會來幫我」的意識關閉，將一切交給無意識去處理，或許就能睡得香甜了。**

無意識先生總是會保護我。

我母親不能給我的安心感，無意識先生給了我。

我真正需要的，是**「不管我再怎麼糟糕，一樣會保護我」**的安心感，而不是另外還要附上「因為我是好孩子，而且有責任感，所以才能得到保護」這類的條件。

如果關閉意識，則不管是怎樣的我，永遠都還是會受到無意識的保護。沒錯，我真正要的東西，就在無意識中。

當意識開啟時，不管是怎樣的我都會受到保護的這分安心感將會消失，因而不管耗再久，都還是無法入睡。

不過，若試著關閉意識，將一切交給無意識，便會覺得**「就算是什麼也沒有，完全真實的我，一樣可以得到溫柔的保護」**，有一股從母親那裡也得不到的安心感。

我一直在尋求「安心感」

試著將意識關閉後我才明白，之前我失眠時，尋求一種類似母奶的安心感，因而給自己「找理由」。

我自認總是努力思考後才採取行動，但一切老是不順利，得到的全是不滿和不安。

不過，因為覺得「一切都不順利！真是受夠了！」，處在不愉快的情緒下，所以身體分泌出壓力荷爾蒙，讓血糖值穩定下來。

當我感嘆「一切都不順利！」，為此悲傷難過，疲憊不堪時，便會像嬰兒時期喝到母奶一樣，產生一股安心感，就此得以入眠。

似乎是為了得到類似的安心感，而刻意找尋「進行得不順利的理由」。

而更有趣的是，明明做得很賣力，結果卻不順利，這種狀況全都變成為了能有一夜好眠而找出的理由。

「沒人會保護我」，為了重現嬰兒時期這樣的感嘆，我在不知不覺中營造出自己在人際關係中被孤立的狀況。

因為在工作和人際關係上都搞砸，而刻意打造出遭眾人排擠，棄之不顧的狀況，作為晚上悲嘆的理由。

當然了，我並沒有「刻意製造晚上悲嘆的理由」這樣的意識。我自認是個好人，而且有責任感，比別人都更用心，認真又努力。甚至覺得，如果從我身上拿走這樣的拚勁，我將什麼都不剩。但我卻漸漸看出**「正因為有這股拚勁，晚上悲嘆的理由愈來愈多」**。

因為太過拚命，而對別人說了沒必要說的話，人際關係就此變得不順利。這一切成了想要放心睡覺的理由。

「就算是完全真實的我，一樣會被接納」

如果感覺到壓力，確實可以睡著。但如果可以，還是希望能在沒壓力的情況下入睡。

如果關閉意識，將一切交由無意識去處理，就沒必要在睡前拚命地悲嘆，藉此入睡。

只要交由無意識去處理，不管我做了什麼事，無意識都會溫柔地替我整理記憶。不管是怎樣的我，無意識都會接納我，幫助我，所以我能安穩地入睡，就像被母親抱在懷裡一樣。

有趣的是，將一切交給無意識後，當我醒來時，記憶已經過適當地整理，能得到一種**「我沒那麼拚命」**的安心感。

就算沒那麼拚命，只要以平淡的心去面對，工作和人際關係也會逐漸變得順利。

這時候就能發現「原來我之前是那麼拚命為夜晚找理由」。

「如果沒有被緊緊抱住的安心感，就會拚命去追求對吧」，我就此了解自己。

生活在無意識給予的安心感中，我感覺到**「我明明沒做任何努力，卻可以一切都很順利！」**，對此大為吃驚。

無意識在我睡覺時，對我的記憶做了適當的整理，拜此之賜，適當地活用了我過去的體驗，腦中不斷湧現新的點子。

有了安心感後，人際關係也變得順利，而能得到「就算是真實的我，也會被接納」

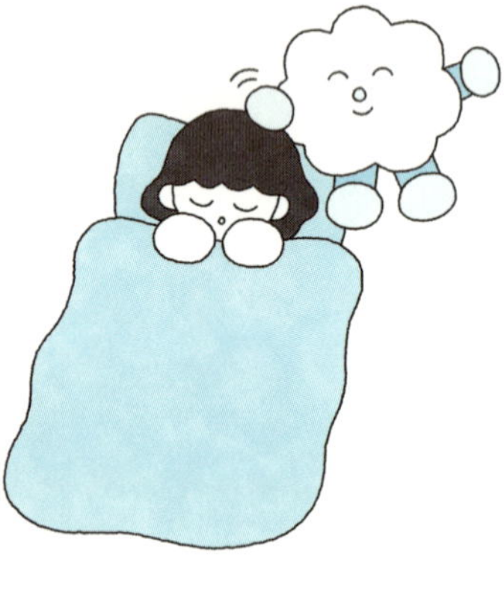

的體驗。

過去我一直以為「我如果不拚命努力的話，周遭人不會接納我」。因為太過拚命，反而老是說一些沒必要說的話，而感嘆「真實的我不被人接納」。「如果不拚命地哭泣，哭到筋疲力竭，便無法安心地睡覺」，這樣的行動一再反覆，所以我一直以為「我要是不拚命就不被人接納，也沒辦法安心」。

而試著將一切交給無意識去處理後，我的世界起了轉變。

一切交給無意識，安心地看待身邊的事物後，發現一切都很美，符合時代的潮流。

當我得以窺見這樣的美，我已不再藉由拚命地悲嘆來入睡，而是想將一切交由無意識去處理，安心地進入夢鄉。

只要交給無意識先生去處理，一切都會很順利！

點子會自然湧現

就像我前面所寫的，無意識總是會幫助我們。

在睡覺時，無意識會將記憶整理得妥妥貼貼，讓一切事物都能進行順利。

例如當我心想「我想要有個新點子」，而就此入睡時，無意識就會發揮作用，賜給我好點子。

無意識賜我點子的機制其實很簡單。我白天的所見所聞，以及感受到的資訊，無意識會適當地整理好放進記憶的抽屜裡，接著好點子便會自然湧現。

這和做菜很類似。

從冰箱裡取出需要的食材分量，切成適當的大小，用它來火炒或是燉煮。以適當的分量、適當的順序、適當的時間來烹調食材，就能做出美味的菜餚。同樣的道理，從過去的經驗和知識等記憶，到無意識間收集到的資訊，都會因為無意識按照適當的順序代為整理，而像完成一道可口的菜餚般，出色的點子陸續浮現。

當你絞盡腦汁地想，卻還是「完全想不出點子！」時，不妨試著睡一覺，將一切交給無意識去處理吧。

這時，當早上醒來，或是工作時，會覺得「咦？這或許行得通哦！」，點子就此浮現。

因為在你睡覺時，無意識已針對你所尋求的東西，幫你整理好資訊，烹調出一道可口的佳餚。

我自己想不出點子時，心裡會想「就交給無意識處理吧」，就此上床睡覺，有時在夢裡會驚呼「就是它了！」，就此從無意識那裡直接得到新點子。醒來時就算忘了，而納悶地想「咦？這是無意識給我的點子嗎？」，但事後在工作時會浮現「對了！就是它！」的念頭，而感覺到無意識發揮了重要的影響力。

這讓我真切感受到，睡覺真的很重要。

人際關係也會展開「自駕」，一帆風順

過去我比任何人都在意別人的感受，從書本和網路上學習許多與人相處融洽的方法。儘管如此，還是會不小心說出沒必要說的話，或是不懂得看現場氣氛，總是為人際關係所苦惱。

看別人總是很自然地與人打成一片。

我明明比別人都還要留意眾人的一舉一動，但不知為何，感覺每次總是都我在惹麻煩，無法維持良好的人際關係。

「這次不能再搞砸了！」儘管心裡這麼想，特別小心留意，但問題還是從意想不到的方向來襲，最後落入非得自己退出不可的狀況，只覺得「又來了！」。

當我從「交給無意識去處理」中嘗到甜頭，在新的環境裡又開始在意起周遭人時，我會在心裡想「就交給無意識去處理吧」，試著好好睡一覺。

結果過去從人際關係中學到的知識和經驗，無意識全都幫我整理好。無意識在夢中替我整理好資訊後，當我醒來時，就像處在自駕狀態般，我可以完全不去想周遭人的感受，過著平靜的生活。

「如果不對周遭人做出重要的貢獻，不就沒有我的容身之地嗎？」以前我常會這麼想，總是力求表現。

但在我睡覺時，無意識替我整理了資訊，我開始覺得**「我就算以平淡的態度生活、工作，也沒關係」**，而不再當拚命三郎。

當我不再當拚命三郎後，便能適度地與周遭人合作，逐漸覺得「人際關係變輕鬆了」。

只要將一切交給無意識去處理，好好睡一覺，就能有這樣的體驗。

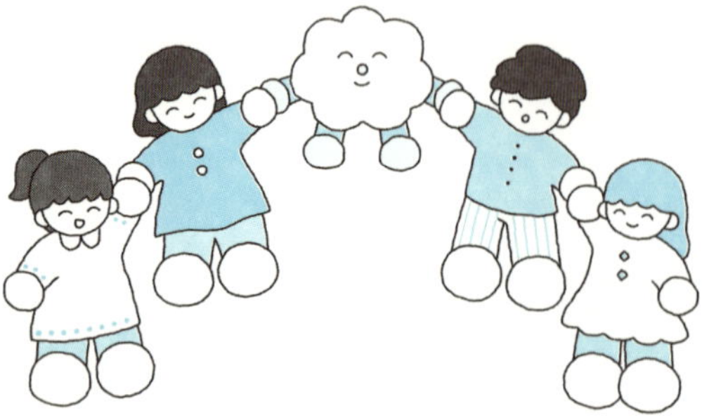

CHAPTER

2

光誦念就會覺得想睡的「魔法暗示句」

召喚出無意識先生的「魔法暗示句」是什麼？

讓「意識」混亂，引導進入「無意識的世界」

本章要介紹只要在腦中誦念，就能沉沉入睡的「魔法暗示句」。

不管你現在抱持怎樣的不安或不滿，只要誦念這裡介紹的句子，無意識先生便會發揮作用，消除你不愉快的情感。壓力逐漸消失後，自然就睡得著。

看過第一章後，或許有人會覺得「這道理我懂，不過，如果真有這麼令人討厭的事，怎麼可能睡得著」。這正是「意識的力量」發揮作用的證據。

「我知道睡著後，討厭的記憶就會被處理，但就是睡不著」，會這麼想，就是意識的力量。**「雖然明白，但就是停不下來」。一旦有「雖然明白」的這種想法，意識的力量就會增強，使得無意識的力量難以發揮作用。**

舉例來說，有時會因為心裡想「我知道吃太多對身體不好，但就是停不下來」，而吃個不停。

心裡想著「我明白」「我知道」，這就是意識。

其實我們都都明白，消除意識的力量，一切都交給無意識去處理，這樣就能一夜好眠，一切順利。但因為心裡想「這種事我也明白」，意識發揮了作用，使得無意識的力量無法順利發揮。

對於這樣的你，本章要介紹的魔法暗示句將會派上用場。

魔法暗示句的設計，會讓意識產生些許混亂。在誦念魔法暗示句時，意識會覺得這個句子的含意**「似懂非懂」**，但藉由**「好像不懂，但又可能懂」**的混亂思緒，意識的力量會逐漸變弱。

藉由讓意識混亂，削弱它的力量，無意識會發揮作用，引導人進入溫柔的睡眠世界。

只要記住簡單的句子，在腦中反覆誦念，就算沒從頭接受催眠療法，一樣能開啟安心入眠的開關。

我會一一介紹這些有趣的魔法暗示句。

光是誦念這些魔法暗示句就會有效果，不過，看過每一則小故事後，會更容易進入催眠。

請務必試著放鬆身心來閱讀。

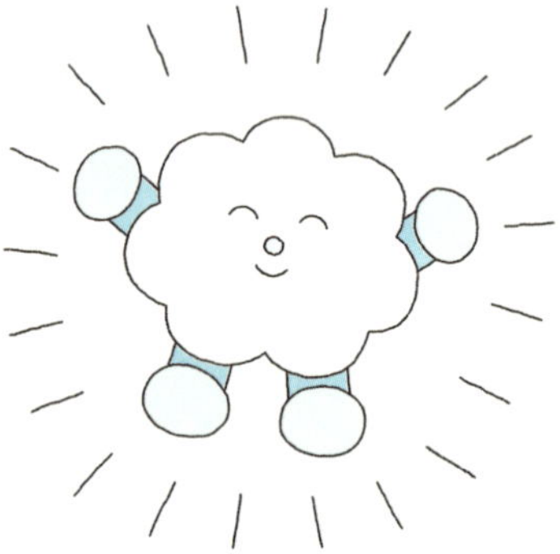

魔法句①

太過在意「別人怎麼看你」時

「一定會有和我頻率一致的人」

「對方是不是誤會我說的話？」會不自主這麼想的人，這個暗示句很有效。雖然說話時非常謹慎，但愈是謹慎，愈是無法向對方清楚表自己的感受，以致壓力不斷在腦中累積。這樣會更加無法將自己的感受轉化為言語，傳達給對方明白。

這個暗示句是**不管你說了什麼，都能清楚傳達給對方明白，可說是無敵的一句話**。因此，它會讓人心想**「別老是想著對方會有什麼感受，只要相信自己口中說出的話就行了！」**，產生這種不可思議的感覺。

愈是誦念這個句子，愈能消除腦中的壓力，引導人進入不可思議的睡眠中。

有位女性在和某人說完話後，心想**「對方會不會誤會我說的話了？」**，因而感到不安，開始胡思亂想，無法安心入眠。

她想幫對方的忙，而提供建議時，看到對方露出不悅的態度，而覺得自己被對方誤會，當她是在「炫耀」。

這位女性並非是「想展現自己的學識」，也不是「想強調自己比對方厲害」，她反而還刻意拉抬對方，為了避免被誤會，說話特別謹慎。

但看到對方的反應後，她心想「感覺我被誤會了」，就此變得很敏感。

「也許是對方誤會了我的意思，才會說出那樣的話來」，一旦開始這麼想，便會輾轉難眠，好不容易睡著了，也會夢見自己因人際關係而受苦，醒來時覺得心裡很不舒服。

因此而更加覺得「以後說話時得特別小心才行」，變得更為謹慎，但愈是謹慎，愈無法讓對方明白她的感受，就此變得悶悶不樂，入夜後一想到這件事，就無法入眠，這種情形一再反覆。

這位女性從心理諮詢師那裡學到**「一定會有和我頻率一致的人」**這句話。在睡前誦念這句話後，內心馬上平靜下來，一夜好眠。一開始在誦念時，她心想「就算我誦念這種句子，現實也不會有任何改變」。「不可能有人和我頻率一致！」就在她暗自在心裡吐槽時，她發現「再也找不到像我這麼在意別人感受的人了」。而就在她持續誦念時，開始覺得「會在意別人感受的，應該不是只有我吧」，就此不知不覺地進入夢鄉。

換作是平時，她總會老想著「也許我說的話被誤會了」，而輾轉難眠，或是做噩夢，但誦念這個句子後，她不知不覺睡著。

醒來後，感覺到平時所沒有的神清氣爽。

接著她接連幾天都持續這樣誦念入睡後，發現自己已不在意被人誤會的事，可以輕鬆與人談話。

在誦念句子的過程中，不知不覺間會開始覺得「**雖然表面上沒傳達出我心中想表達的意思，但在無意識下已經傳達出去了**」，而不再是先考慮對方的感受後才發表意見。

自己心中湧現的話語，直接傳達給對方知道，這樣比較不會被周遭的人們誤會。

「只要相信自己口中說出的話，以此向對方傳達，這樣就行了。」

這位不再因人際關係而苦惱的女性，光是誦念這個句子，便被引導進入深沉的睡眠中。

魔法句②

不自主地想像最糟糕的未來時

「交給夢去處理」

這推薦給總是會做最壞想像的人。這類的人對於還沒發生的事，總會感到極度的恐懼和不安。因此無法妥善處理白天的壓力，晚上往往會做噩夢。

只要誦念**「交給夢去處理」**，把處理壓力的工作交給夢去處理，就會覺得**「原本以為很糟糕的現實，漸漸朝適合自己的方向發展」**，而不再做噩夢。

有位女性平時就感到強烈不安，會想像還沒發生的最糟糕事態，過著失眠的日子。

「我說了不該說的話，要是因此讓那個人討厭我怎麼辦？」、「要是因為我的關係，使得這項工作無法順利進行怎麼辦？」，總是想像著各種不安的事。

不光平日的不安，甚至會想到「要是發生災害或戰爭的話」，想像不斷擴張。而且還問周遭人「要是因災害或戰爭而爆發糧食危機該怎麼辦？」。對方回她一句「妳在說些什麼啊？妳實際一點過生活好嗎？」，瞧不起她。

她自己則是心想「看新聞會發現，全球正因為發生戰爭和糧食危機而苦不堪言，地球環境也愈來愈惡化。大家都沒注意到這樣的現實，對這些不了解現況的人們，我得讓他們明白才行」，但每當她對周遭人談這件事，大家都會對她說「妳自己才是什麼都不懂。簡直就是個愛做白日夢的孩子」。

這位女性決定試著誦念**「交給夢去處理」**這句話。聽心理諮詢師說，只要誦念這句話，一切壓力都會在夢裡解決。

雖然這位女性心想「怎麼可能，世界明明處在這樣的情勢下，就算我的壓力在夢裡得到解決，那也沒用吧」，但每次心中感到不安時，她就試著誦念這句話。

誦念這句話後，她心想「因為沒人明白我說的話，所以我交給夢去處理也是沒辦法的事」，而另一方面，她也意識到**「咦？我難道是想自己處理一切壓力？」**，而漸漸感到不可思議。

「要是所有壓力都解決了，我們人將不再是人」，她心裡這麼想，就此不知不覺間進入睡眠的世界。

隔天晚上她同樣誦念這句話，漸漸腦中浮現一個疑問，「我明明沒做夢，要怎麼交給夢去處理？」。

「難道進入熟睡狀態中，會不記得當時做的夢？」這些問題一直在她腦中打轉，就這樣睡著。

醒來後，感覺神清氣爽，原本拖拖拉拉，遲遲無法著手處理的事，也都開始俐落地進行，連她都對這樣的自己感到吃驚。

因為在夢中，一切壓力真的都被解決了，她覺得自己似乎漸漸變得行動靈活起來。

她開始覺得，在睡前誦念這句話，也許**「無意識會針對接下來可能發生的危險，在夢中替我整理好資料，加以因應」**。

而一再嘗試在誦念中入睡後，「咦？那些原本都不好好聽我說話的人，已開始做防災準備了」，有趣的事開始發生。

這位女性之前很認真地說出她的想法時，他們明明都充耳不聞，但現在卻像是出於自己的想法般，已開始著手準備。日後心理諮詢師告訴她這背後有趣的機制。

「在腦科學中，有一種說法指出，**『人腦會時時與他人相連，展開溝通』**。我的這項假設稱作**『腦部網絡』**，人們就是透過腦部網絡來彼此取得平衡。舉例來說，如果現場有個人感到焦躁，周遭人之所以會對他說『好了好了，用不著那麼焦躁嘛』，想安撫他的焦躁，這就是在自動取得平衡。我方感受到壓力時，對方會自動取得平衡，變成『樂觀看待，什麼也不做』的狀態。相反的，當我方能夠在夢中處理壓力時，對方就無法樂觀看待，為了消除壓力，會展開行動。」

聽了心理諮詢師的這番話，再看看周遭人的模樣，便覺得「也許我的一切壓力真的都在夢中解決了」。

「當覺得無法讓大家明白自己的想法，而感到焦躁時，也許是睜著眼睛在做噩夢。」

我原本都在噩夢裡處理大家的壓力。正因為我是在噩夢裡處理大家的壓力，所以大家才都沒任何行動，想到這點就覺得有趣。

試著這樣去思考後，誦念**「交給夢去處理」**，就此入睡，讓人漸漸樂在其中。在夢中，無意識會幫我們處理所有的壓力。而就此打造出適合我們的現實。

魔法句③

當你取出過去討厭的記憶時

「每片花瓣都有它的價值」

推薦給不舒服的情緒總是揮之不去，或是會突然想起過往，而就此失眠的人。藉由誦念這句話，「過去體驗過的事」將會在睡眠中經過一番整頓。

整頓記憶的過程，就像落在泥土上的花瓣。掉落地面，被人遺忘的花瓣，會成為用來再次綻放出美麗花朵的養分。

「在夢中，掉落的花瓣成了養分，讓美麗的花朵再次綻放」，會在這樣的畫面下沉沉入睡。

有位女性總是不斷回想起白天發生的事，就此失眠。

該仔細牢記的事老是忘記，但討厭的事卻一直記憶鮮明，在腦中揮之不去。想睡覺時，那討厭的記憶自己冒出來，一直撐到深夜都睡不著，儘管天亮了，昨天那不舒服的感覺仍在。甚至產生「好想把自己的腦袋取出來洗一洗！」這樣的念頭，不舒服的記憶始終殘留，無法消除，折磨著這位女性。

這種時候，心理諮詢師告訴她**「每片花瓣都有它的價值」**這句話。

這位女性腦中閃過討厭的記憶時，就會試著誦念這句話。

一瞬間突然清楚地想起在早上擠滿人的電車裡，遇到很沒禮貌的乘客，臉上的表情和態度，這時她試著誦念**「每片花瓣都有它的價值」**。

結果馬上心念一轉，**「咦？原本以為不會這麼即時有效，但感覺那記憶逐漸褪色了」**，就此產生一種不可思議的感覺。

而突然想起之前一直拖延的工作，差點大叫一聲「哇～！」的時候，只要誦念一句**「每片花瓣都有它的價值」**，不知不覺間，已沒那麼在乎。晚上睡覺時，「我這麼不在乎，真的沒問題嗎？」這樣的感覺略微從心頭略過，但還是在不知不覺間睡著。

而一早醒來時，前一天不舒服的感覺已完全消失，原本拖延的工作，也開始順利地著手進行。

在一旁聽同事閒聊時，她有時會清楚的想起自己以前出包的事。「真想將過去刪除」，腦中產生這個想法時，只要誦念**「每片花瓣都有它的價值」**，便能在不知不覺間，專注在眼前的工作上。

也不知道是因知道現在雖然沒自己整理記憶，但在夢中會自動整理，還是因為已不會去在意過去失敗的記憶，而能專注在眼前的事情上，現在總是能比平時更有效率地完成工作。

而一邊誦念這句話，一邊入睡後，會做某個夢。

夢裡鮮豔的花朵，隨著時間慢慢失去它的鮮豔色澤，就此枯萎，像被人遺忘般，緩緩落向地面。但是那枯萎落地的花瓣化為再次綻放美麗鮮花的養分，讓花朵開得更加豔麗。

夢到這樣的夢境時，那位女性覺得自己似乎明白了**「每片花瓣都有它的價值」**這句話的意思。

不論過去發生了什麼事，過去的種種都會化為養分，我能讓它不斷綻放出美麗的花朵。只要這麼想，每天都會很期待睡覺的來臨。

這位女性就此重拾她原本的光彩，持續美麗地發光發熱。

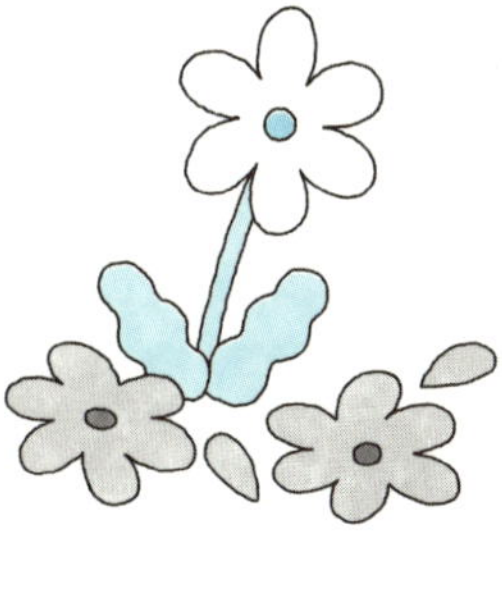

魔法句④
為小事憂心忡忡時

「沒意義的煩惱不存在」

推薦給明明知道「就算這麼煩惱也沒意義」，但還是不斷鑽牛角尖的人。不妨試著一邊誦念這句話，一邊想像以下的畫面吧。

當有事煩惱，心情低落時，心中會覆滿灰雲。接著會開始滴滴答答地從灰雲中落下雨滴，然後變成大雨，朝地上傾注。朝地上傾注的雨水會滋潤乾燥的大地。

當心情振奮時，會灑落陽光，海水和河水會蒸發，形成白雲。白雲很快又會變成積雨雲，積雨雲朝地上降下雨水，地上的水又化成雨，如此一再循環，滋潤大地。正因為有煩惱，內心才會變得豐足。

有位男性，連一些芝麻綠豆的小事也沒辦法不當一回事，總是煩惱不停。遇上某些事，如果是一般人，往往都不當一回事，但他卻總是當真，而因此情緒低落。

有人在社群網站上惡意留言，如果是一般人看了，會覺得「真是個怪人」，而不當一回事，但這位男性卻心想「為什麼他要這麼寫呢？」，為此感到苦惱。

「想這個問題，也只是在浪費時間」，雖然這樣告訴自己，想轉換心情，但一不小心又會想起這件事，連他都開始討厭起這樣的自己。

這時，有位心理諮詢師告訴他**「沒有意義的煩惱不存在」**。這對煩惱的人來說，是很有效果的一句話。

「沒有意義的煩惱不存在」，這句話好像在哪兒聽過，不過，誦念之後會帶來什麼改變嗎？他感到半信半疑，但在煩惱出現時，還是試著暗自誦念。

他在睡覺時想誦念這句話，而在心裡想，這該不會是和「有意義的煩惱根本就不存在」搞錯了吧？想著想著，就這樣不知不覺睡著了。

在夢裡，他不斷苦思，低著頭流淚。

當因為煩惱而情緒低落時，天空覆滿灰雲。灰雲朝地上傾注雨水，雨水滋潤大地。

他的心情逐漸好轉，仰望天空，陽光從雲縫間灑落，照向地面、大海、河川。接著，海水和河水因為加溫而在天空化為積雨雲。

他就在灰雲底下受陽光照耀。積雨雲開始降雨，讓地面變得豐饒，海水和河水再次因陽光而蒸發，化為白雲。

目睹這樣的風景，他忍不住在夢中大喊「太美了！」。

一早醒來，內心變得輕盈許多。

「之所以連一點小事也這麼在意，是因為陽光照向我內心的每個角落！」

這位男性想到這麼不可思議的一件事。

之前他總是想，為什麼只有我會為這種小事苦惱？但要不是有陽光，在他內心角落的煩惱和痛苦也不會被照亮。當它被陽光照射時，煩惱和痛苦都將蒸發，而能採取積極的思維行動。

蒸發的煩惱和痛苦，將化為白雲，朝地面降雨，滋潤乾燥的地面。而我的心也會因此變得豐足，能感受出別人內心的痛苦和難過。

如果內心乾涸，便無法感受出他人內心的痛楚，但如果內心得到滋潤，就能一起感受痛苦，內心變得更加豐足。

有了這樣的想法後，便對誦念**「沒有意義的煩惱不存在」**這句話充滿期待。

魔法句⑤

顧忌太多，而無法做自己時

「無意識模式」

如果太過顧忌別人，有時會因為「無法做自己的壓力」而失眠。這句話推薦給覺得「希望獲得周遭人的好評」、「不想被看作是個討厭鬼」、「不想被瞧不起」，很在意「自己在別人眼中是什麼樣子」的人。在誦念**「無意識模式」**這句話時，自己不同的人格會得到整合，而能感受到活得像自己的喜悅。

有位男性曾在以前上班的公司遭到漠視。明明業績表現優秀，但因為行事我行我素，而被認為是「得意忘形」，同事都與他保持距離。因為有過那慘痛的經驗，他變得很顧忌別人的看法。

因為對上司和同事都心存顧忌，使得他在職場上無法做自己。

對職場以外的朋友，同樣也對彼此的關係存有顧忌，所以不管去哪兒，都無法展現自己真正的樣子，回到家後，覺得自己很可悲，常問自己「我到底在做什麼？」。

為了消除這種悲慘的感覺，他吃零食，不斷地玩手遊，直到天快亮了才就寢，過著這樣的生活。

他也覺得這種委靡的生活不好，但因為太顧忌別人，無法做真正的自己，令他不知道該如何處理這樣的壓力才好，只好每天重複過著同樣的生活。

這時，某位心理諮詢師告訴他**「無意識模式」**這句話。這句話當中帶有**「就算不去顧忌旁人，一樣能做自己」**的含意。

在誦念時，他腦中也曾浮現疑問「如果毫無顧忌，會惹人厭，也沒辦法做我自己，不是嗎？」，但反覆誦念這句話後，他就此睡著。

平時總是一大早就人不舒服，但誦念完這句話後，不知為何，隔天早上總覺得神清氣爽。抵達公司後，他也不再那麼顧忌周遭人的想法，可以什麼也不想，專心做他的工作。

這時他突然意識到「我今天好像沒那麼在意周遭人！」，接著心想「要是被周遭人討厭怎麼辦」，一股不安向他襲來。

這時，他再次試著誦念**「無意識模式」**後，心想「算了，不管它！」，不去在意周遭人，時間就此過去。

與朋友間的電子郵件往來，平時不管再忙，也都會很仔細地回覆，但現在他覺得「好麻煩」，就此沒去理會。

後來朋友詢問「發生什麼事了嗎？」，但朋友似乎也沒放在心上。

說來也真不可思議，他回家後感到身體輕盈，心想「咦？我沒累積壓力！」。換作是平時，他總會拖拖拉拉地滑看手機，但今天他馬上進浴室泡澡，很快便做好睡覺的準備。

一邊誦念那句話，一邊入睡後，他夢到一位戴著面具的英雄，保護他不受許多人的危害。

英雄擁有許多面具，會視不同的對手而切換面具，改變防守方式，展開戰鬥。可能是因為做了這樣的夢，一早醒來神清氣爽。如果是平時，一早醒來就會想到公司裡的人或朋友們的事，但現在腦中完全沒想到任何人。即便在工作時，也不會過度在意別人，能做真實的自己。

以前他覺得自己要是做真實的自己，會惹人嫌。

但現在他覺得，要是因為那樣而惹人嫌，或是丟了工作，那表示這家公司的格局也太小了。

也許就是「真實的自己」才讓他可以這樣豁出去。這位男性心裡這麼想，而就此過著自由隨性的生活。

以前總有「或許會失眠」的不安，在睡前感到憂鬱，但現在他很期待鑽進被窩的時間到來。因為在睡眠中，他能真切感受到無意識在保護他。

過去一直被忽視，或是被小看的內心創傷。為了保護擁有許多內心創傷的我，無意識創造出「不會顧忌太多的人格」。

無意識為了保護我，而創造出許多面具。內心的創傷應該會隨著時間而療癒才對，但這會留下許多面具，在沒必要戰鬥的場面下也持續戰鬥。

藉由誦念**「無意識模式」**，過去因為內心創傷，為了保護我而創造的許多人格，在睡眠中會得到整合，逐漸恢復成原本的自己。當多種人格得到整合時，才會開始感受到做自己的喜悅。

魔法句⑥

別人說的話，一直在腦中揮之不去時

「喜悅是嫉妒的雨具」

別人說了微不足道的一句話，卻始終在腦中揮之不去。當你覺得「他是不是瞧不起我？」時，有可能與對方的「嫉妒」有關。

當你樂在其中，或是覺得幸福時，可能會引來別人的嫉妒。

來自周遭人的嫉妒，就像電擊一樣。過去要是遭受過來自周遭人的嫉妒電擊，就會對喜悅本身感到害怕。

只要誦念這句話，就會覺得**「就算感覺到喜悅和幸福也沒關係！」**，而不再害怕嫉妒。一旦恢復能感受到原本的喜悅和幸福的自己，就能藉由美好的睡眠而變得更幸福。

有位女性因為同事說的一句話，而一直在腦中想「為什麼他要對我說那種話」「他是不是瞧不起我」。為了消除心中的不悅，她開始看自己不想看的電視節目，用手機看漫畫直到深夜。

還在睡前吃垃圾食物，不停地吃零食，猛然回神，才發現自己做的全是對身體有害的事，而再也無法喜歡自己。

「明明知道想也沒用，但就是忍不住會想到那個惹我生氣的人所說的話」「為什麼我不能做一些對身體有益的事呢」，這位女性感到百思不解。

這時，心理諮詢師指出她的問題點**「妳之所以戒不掉壞習慣，會不會是因為來自他人的嫉妒呢？」**。她回答「咦？我沒有什麼可以讓人嫉妒的事啊！」。

心理諮詢師告訴她「請試著想像一下，要是妳過著健康的生活，擁有理想的體重，變得很漂亮會怎樣？」，她馬上心想「周遭人看我的眼神會很可怕」，所以她也漸漸覺得，自己也許真的是對別人的嫉妒感到害怕。

心理諮詢師告訴她**「令妳感到不舒服的人，之所以一直在妳腦中揮之不去，是因為妳遭受過對方的嫉妒電擊。在妳放鬆時，電擊的恐懼就會向妳襲來，所以會一再地想起」**，她頓時恍然大悟「也許真的是這樣！」。心理諮詢師接著說道：

「嫉妒是一種**『動物性的發作』**。覺得身分比自己低的人，擁有比自己更好的東西，在這樣的條件下就會發生。舉例來說，看在對方眼中，妳那『沒自信』的態度，會讓他意識到『對方在我之下』。對方明明認為妳不如他，但偏偏妳又不時會顯現出潛力，這會導致對方的嫉妒發作。對方的嫉妒就像電擊，所以遭受電擊的妳，會覺得感受到喜悅或幸福是一件可怕的事。」

對方不經意的一句話，之所以一直在腦中揮之不去，是因為遭受對方的嫉妒電擊。聽了心理諮詢師一席話，她這才曉悟。

之所以害怕自己的心願實現、變得健康、得到理想的身材，其實是因為害怕別人嫉妒。

雖然過去都責怪自己無法照自己的意思生活，但現在覺得「我一直都被人嫉妒，真是辛苦」，開始有點同情起自己。

儘管明白自己是害怕被嫉妒，但這樣還是無法對身體有益，一樣會想起那個令她感到不悅的人。找心理諮詢師諮詢後，她學到了**「喜悅是嫉妒的雨具」**這句話。

當自己一直拖拖拉拉不睡覺，看電視看到半夜時，她試著誦念這句話，結果就像下雨一樣，湧現出嫉妒不斷落下的畫面。

「也許我很引人嫉妒呢」，她心裡這麼想，就此懷著平靜的心情準備就寢。

上廁所時，儘管腦中浮現那個討厭的人，但只要誦念這句話，就漸漸覺得無所謂了。

過去儘管鑽進被窩，也不是心裡想著「睡吧」，就能馬上睡著。

但自從開始誦念**「喜悅是嫉妒的雨具」**，就會在心裡想「到底是哪種喜悅？」，而在不知不覺間睡著。

早上醒來，如果是平時，那個討厭的人馬上會浮現腦中，打壞心情，但誦念這句話後，那個討厭的人馬上便從腦中消失。

過去她總是認為「吃甜點是最幸福的事」。但誦念這句話後，便開始覺得「或許不是這麼回事」，而感受到不吃甜點所帶來的喜悅，很有意思。

這位女性有「工作都做不久」的煩惱，但後來她漸漸明白**「因為我要是在工作上表現順利，就會遭受周遭人的嫉妒電擊，所以我對此感到害怕，才無法持續下去！」**。

只要持續誦念，就會感受到睡覺的喜悅，以及健康生活的幸福，而變得愈來愈自由。能感受到這種平日生活的喜悅，就能更進一步感受出睡眠的幸福。

魔法句⑦

生活節奏變得不規律時

「腦內牛奶」

推薦給用完餐後就昏昏欲睡，午睡不小心睡太久，而該睡覺的時候卻偏偏睡不著的人。

用完餐感到昏昏欲睡時，只要誦念**「腦內牛奶」**這句話，就會覺得有牛奶糖的味道在口中擴散開來，變得頭腦清晰。這麼一來，就不會在不該睡的時間不小心睡著。而晚上就寢時誦念這句話，便會被一股安心感包覆，而沉沉入睡。年幼的自己能就此成長，在平靜的睡眠中發現愛和安心感。

某位男性用完餐便馬上會昏昏欲睡，往往在就寢前便不小心睡著。常會大叫一聲「哇！怎麼不小心在這種時間睡著！」，急急忙忙起身洗餐具，洗澡，然後才又鑽進被窩，但接著便難以入睡。

就算好不容易入睡，幾個小時後也會又醒來，起身上廁所，之後又得花很長的時間入睡。

要是連不小心睡著的時間也算在一起，算是睡了很長的時間，所以他覺得還好，但試著以智慧手錶去測量睡眠模式後，他發現「哇！我完全沒有深層睡眠」，對此大感震驚。

如果是健康的人，應該會有好幾個小時的深層睡眠，但他卻完全沒有。「如果是吃完飯後想睡覺，也許直接做好就寢的準備，一覺到天亮比較好」，他重新評估自己的生活。

好，就從今天開始，我要努力做到，雖然心裡這麼想，但吃完飯後心想

「等看完電視再說吧」，就此拖拖拉拉，開始愈來愈睏。「小睡個十五分鐘應該沒關係吧」，他就此心生鬆懈，不知不覺間睡著了，一睡就是一個小時過去。

原本心想，得早點就寢才行，但猛然回神，發現自己還在看深夜節目，他心想「我又來了！」，開始嫌棄起自己。

因為晚上沒睡飽，白天會感到強烈的睡意來襲，或是不時發呆，工作無法專心，但不管怎樣，吃完飯後，總會不小心睡著。「我的意志力也太薄弱了吧」，他開始責備自己。

某天，心理諮詢師教了這名男性**「腦內牛奶」**這句話。

「這句話真莫名其妙」，他心裡這麼想，但聽說這句話對於白天在奇怪的時間睡著，晚上無法熟睡的人相當管用，於是他便試著誦念。

吃完飯後，當他和平時一樣開始覺得睏時，他試著誦念**「腦內牛奶」**，說來也真不可思議，感覺牛奶糖的味道在口中擴散開，頭腦逐漸變得清晰起來。

「剛才明明覺得整個人很慵懶，想睡，為什麼會這樣？」雖然覺得很不可思議，但他還是暗自誦念，就這樣消除了睡意，他以平靜的心情洗好餐具，準備好就寢。

睡前誦念這句話後，不知不覺就睡著了。

以前半夜總會醒來好幾次，但這次一覺到天亮。早上醒來神清氣爽，白天也一點都不覺得睏。

「這句話到底有什麼玄機？」他向心理諮詢師詢問後，心理諮詢師告訴他**「這是專為嬰兒時期想喝母奶卻喝不到的人所設計的句子」**。

「嬰兒只要肚子餓，就會討母奶喝。因為在肚子餓的狀態下，血糖值會下降，所以在喝了母奶後血糖值上升，血糖值穩定便能入睡。要是想喝母奶卻喝不到，小嬰兒就會哭鬧。因為喝不到母奶，會改為以哭泣來分泌壓力荷爾蒙，以求提高血糖值。

小嬰兒哭累了就會睡著，但在睡覺時，會持續尋求母親的愛和安心感。」

誦念「腦內牛奶」後，就會盈滿嬰兒時期沒能獲得的愛。

因為我們會發現在有需要時沒能得到愛和安心感的自己，加以珍惜。

這位男性聽了心理諮詢師的說明後，心想「以前我媽確實都很忙，也許我缺乏安心感」，就此接受這項說法。

每次在誦念這句話時，他都會在夢中告訴自己「你很渴望愛和安心感對吧」，充分地關愛自己。也就此能在平靜的睡眠中找到自己所追求的愛和安心感。

魔法句⑧

因過度疲勞而提不起幹勁時

「夢中學習」

推薦給總是莫名感到疲勞的人。在發呆時，看起來像是什麼事也不做，但腦袋卻持續在運作。明明什麼都不做，卻還是會感到疲勞的人，有可能是**「預設模式網路（DMN）」**過度活躍。

這種狀態會浪費腦部能量，讓腦部過度疲勞。

睡眠時，大腦一樣不休息，很活絡地運作。其實我們人不是為了休息而睡覺，而是為了學習才睡覺。藉由誦念**「夢中學習」**，會防止無謂的能量消耗，可以很自然地選擇，看是要有意識地學習，還是交由無意識去學習。

有位女性明明也不是工作量多大，卻每天都過得很疲憊。想做的事，有一半都沒做到，所以一點成就感也沒有。

儘管上床鑽進被窩，也還是一直想著「今天一樣什麼都沒做」「明天一定要做」，待回過神來，已經天亮，每天一再如此反覆。

快天亮才就寢，等到遠距工作的時間快開始了才起床。雖然處在沒完全清醒的狀態，但還是想進行工作，可是效率不彰，時間轉眼即逝，一天就這麼結束。

工作上應該也沒做什麼會讓人多勞累的事，但就是完全提不起勁。什麼都不想做，一天的時間轉眼就這樣過去。她開始嫌棄起這樣的日子。

這位女性從心理諮詢師那裡學到**「夢中學習」**這句話。

「在妳快要發呆時，試著誦念這句話就行了！」聽心理諮詢師這麼說之後，她白天在發呆時，試著誦念這句話。結果發現自己什麼也沒想，便開始俐落地整理起來。

換作是平時，她光是上網查收拾的方法，時間就這麼耗光了，但現在很順利地收拾完畢，她自己也很開心。

以前都會想「因為完全沒有成就感，所以不想睡」，但誦念了這句話後，便在「也許睡覺時會有什麼事發生」的期待感中沉沉入睡。

以前早上醒來總是迷迷糊糊，但現在什麼也沒想，便開始刷牙洗臉。

當她覺得快要胡思亂想時，便試著誦念「**夢中學習**」。

她就此不再發呆，能專注在眼前的事物上，慢慢懂得享受自己想做的事。

過去想學習的講座，現在也能上網申請，並實際前往參加講座。

不久後，到了晚上她便很期待一邊誦念「**夢中學習**」，一邊入睡。因為誦念後，她覺得自己在睡覺時能更有效率地學習。

睡得愈多，愈能有效率地在夢中學習自己想做的事，活用在明天的生活中。她感覺自己不斷在升級。

而早上醒來後，她開始會稍微整理房間，認真面對自己想做的事。

如此一再反覆，房間收拾得愈來愈整齊。

學習上也不斷進步，以前自己看不出來的事物，現在都漸漸能看清了。真的有種「在睡眠時學習」的感覺，睡覺成了很快樂的一件事。

「以前明明只是在發呆，為什麼會那麼累？」

她腦中產生這個疑問，試著展開調查，結果得知**「發呆時，腦部是處在名為預設模式網路的狀態下，非常消耗能量」**（《最高休息法：全世界的菁英們都是這樣讓大腦休息【腦科學×正念】經耶魯大學精神醫療研究實證》，久賀谷亮著）。

原本以為「我什麼也沒做，所以不會消耗能量」，但其實正好相反。愈是發呆，愈會消耗大量的能量，所以才會感到疲憊，什麼事都做不了，這項事實很容易理解。

過去她都對無法行動的自己感到自卑。但自從能真切體悟睡眠的時候才正是在學習後，現在晚上上床就寢都感到身心愉悅。

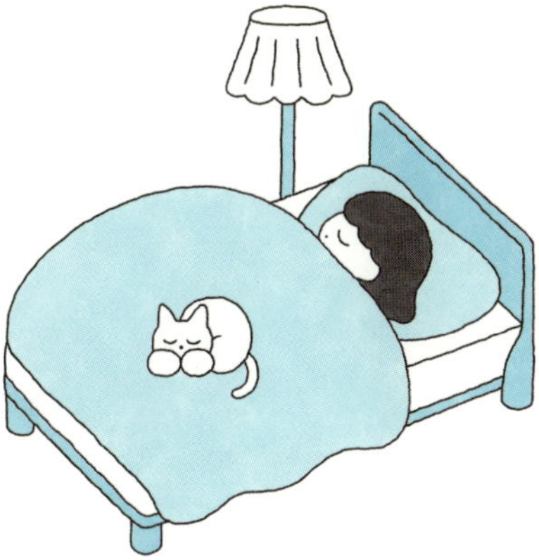

魔法句⑨

因焦躁感而失眠時

「思考是奢華」

該做的事進行得不如預期，心頭煩躁而無法入眠。「那件事還有這件事都沒做完」，當出現這種焦躁感時，就試著誦念這句話吧。焦躁的情緒將會平靜下來，能安穩地入眠。不光這樣，記憶力和專注力也會提升，並想出好點子。

某位女性腦子裡總是占滿了「非做不可的事」。那也要做，這也要做，要寫信答覆那個人的詢問……光是想這些事，時間一轉眼就過去了。由於她光是想，而完全沒付諸行動，所以覺得自己「沒有半點產能」，總是感到焦躁。

行動不如預期，腦中不停地想著「那個也沒做好」「明天得做這個才行」。頭腦運作過度，難以入眠。

她心想「如果把該做的事做成一覽表，那些沒必要的事也許就不會多想了」，就此試著列出一份行事清單，接著持續在腦中想著進行的步驟「我要和那個人聯絡，和這個人聯絡」。

無法停止思考的這位女性，從心理諮詢師那裡學到**「思考是奢華」**這句話。

「誦念這句話會有用嗎？」她腦中浮現疑問。

「誦念這句話本身就是浪費時間吧？」甚至也曾這麼想過，但最後她還是決定，要是一直無法停止思考，就試著誦念**「思考是奢華」**。

而試著實際誦念後，平時原本都會充滿焦躁感，覺得「這是在浪費時間」，但現在卻有種宛如「在高級度假村裡很放鬆地展開思考的感覺」。

當她覺得自己是在悠哉的時間裡，奢華地使用時間後，說來也真不可思議，點子就此在腦中成形，也能輕鬆地回覆電子郵件。

如果是平時的她，會很急躁地想著「那個還有這個都得轉告對方才行」，而寫信回覆，而在誦念了這句話後，她感到內心從容，已能輕鬆地回信。

每次腦中展開思考時，就誦念這句話，便會漸漸覺得「的確，比起做有產能的事，做沒產能的事還比較快樂」。

雖然之前認為睡覺是沒產能的事，但在誦念這句話後，漸漸覺得「這是奢華的時間」，而對睡覺充滿期待。

睡覺時，腦子仍持續運作，這表示就連在睡覺時也擁有「思考的時間」。也許在睡覺時度過了很奢華的時間，他開始有這種從容豐足的心情。

因為睡覺是奢華地運用時間的一種方式，所以內心會漸漸感到豐足。而內心愈豐足，愈不會去想那些瑣細的小事，也會有愈來愈多的時間，腦中什麼也不想。

「咦？你明明說思考是奢華，但度過奢華的時間，內心變豐足後，便不會在意瑣事，什麼也不想的時間會增加？」感覺有點矛盾。

一旦這些念頭即將在腦中打轉，就試著在心中誦念**「思考是奢華」**這句話。如此一來，就會覺得思考是件麻煩事，而能心情平靜地持續做眼前的事。

非做不可的事會在不知不覺間結束，而能就此進入最奢華的時間——「睡眠時間」。

「要是內心貧瘠，就會覺得一定得不斷地工作，不能休息。但如果內心變得豐足，懂得使用奢華的時間，不就沒必要忙碌不休地工作了嗎？」她甚至開始會這麼想。

像這種時候，那句話就會浮現腦海，而覺得「時間用來想這種事，實在太奢華了」。過了不久，時間和工作都漸漸有了餘裕，她真的開始懂得如何奢華地使用時間。

魔法句⑩

一直在思考問題的解決方法時

「在夢裡有一百倍的處理能力」

如果老想著工作或錢的事，就會精神亢奮，無法成眠。這種時候，不妨試著交給無意識去處理吧。在我們睡覺時，無意識會在夢中陸續為我們做準確的估算。只要做這樣的想像，就能從想太多的狀態中解放開來，舒服地入眠。

有位男性為「為什麼我都存不了錢」所苦惱。包括加班費在內的薪水和生活費，都做了精細的估算，但還是完全存不了錢。

他從學生時代起，就很擅長估算，但是看存摺，上頭完全沒積蓄。

明明生活中都會在腦中展開各種估算，但存款卻只是愈來愈少。平常也都沒買什麼高價品，買的都是最便宜的東西。明明應該沒比周遭人更會花錢，但不知為何，就是存不了錢。

在工作上也是，一開始明明仔細訂立了計畫表，但猛然回神，發現預定全都一路往後延。最後連上司也對他說「你有仔細思考後才擬定計畫嗎？希望你能估算自己的工作速度後再來擬定計畫」。

「也許我不懂得估算」，他就此失去自信，因為不安而常失眠。

這位男性從心理諮詢師那裡學會「在夢裡有一百倍的處理能力」這句話。他心想，如果光是誦念，存摺就會開始出現變化，工作變得順利就好了，而試著開始誦念。

他在估算金錢和擬定計畫時，試著誦念這句話。而他在誦念時，一直很想反駁一句「一百倍的處理能力到底有多強啊～」。

他在誦念這句話時心想「哇，也許我這個人連對人際關係也會展開估算」，發現自己是看利益得失來決定與人深交的程度，對此微感吃驚。

當他覺得「我存不了錢」時，便試著誦念這句話，結果「咦？搞不好愈是斤斤計較，愈是存不了錢？」，有了這個不可思議的發現。

他心想，也許在夢裡估算真的比較有效率，就此逐漸提早上床就寢。因為他認為，比起白天的估算，在夢裡以一百倍的處理能力來估算會更有效率。

他試著誦念那句話，就此入睡，結果就像小時候玩的手翻書一樣，各種記憶飛快地翻頁切換，出現眼前。

「哇～！原來在夢裡會以這麼驚人的速度展開各種估算啊！」他對此深受感動。

這樣的話，也許處理能力真的比我自己估算要快上一百倍，他心裡這麼想，白天便不再做瑣細的估算了。

那句話持續誦念了一陣子後，漸漸開始期待睡覺的到來。

想到好久沒上網路銀行查存款餘額了，他上網查看後發現「哇！存款好像變得比以前更多了！」，他覺得很開心。

這位男性想到，自己原本對估算很有自信，但也許是每件事都斤斤計較，就此形成壓力，而在不知不覺間做了沒必要的花費，所以才沒辦法存錢。

他發現自己之所以無法順利地擬定工作的計畫表，也是因為老想著「得早點完成才行」，而無法有高品質的工作內容，所以最後常得從頭來過。

如果將一切的估算都交給夢中一百倍的處理能力去處理，也許壓力會減輕，情況將就此改變。

因為他原本就擅長估算，所以要是能在夢中發揮那一百倍的處理能力，人生可能會出現有趣的發展。

誦念這個句子後入睡，透過一百倍的處理能力，將會陸續發生過去從未想過的發展。他有這樣的預感。

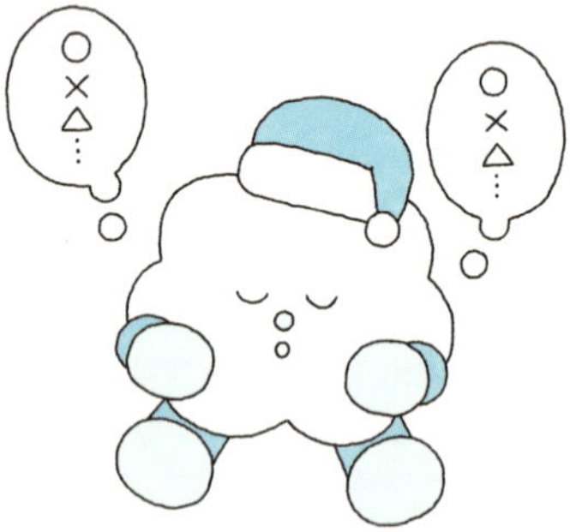

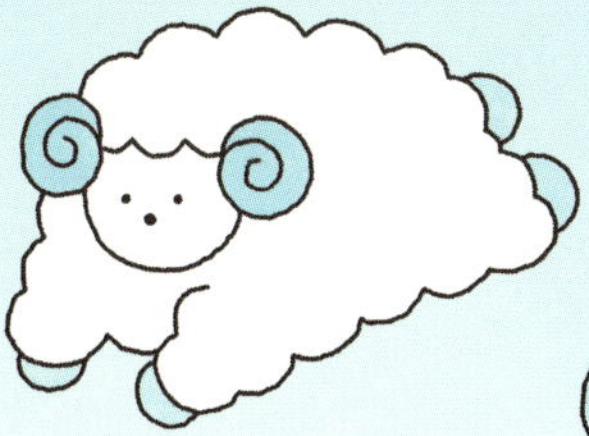

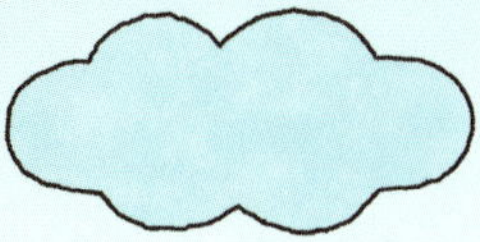

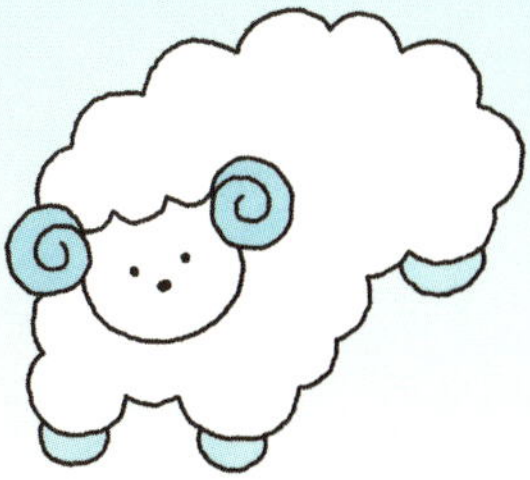

CHAPTER

3

刻意使用意識來入睡的方法

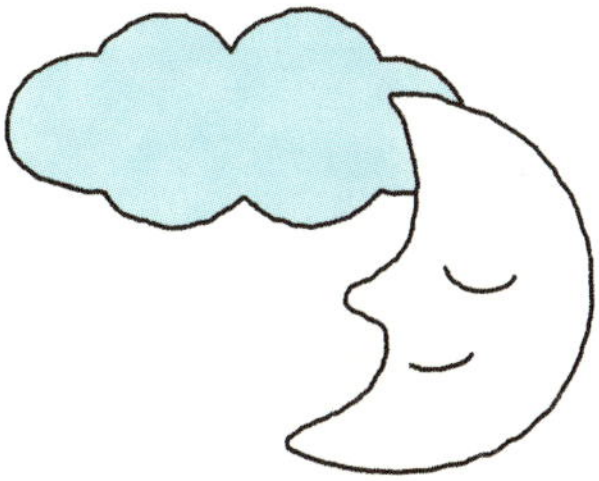

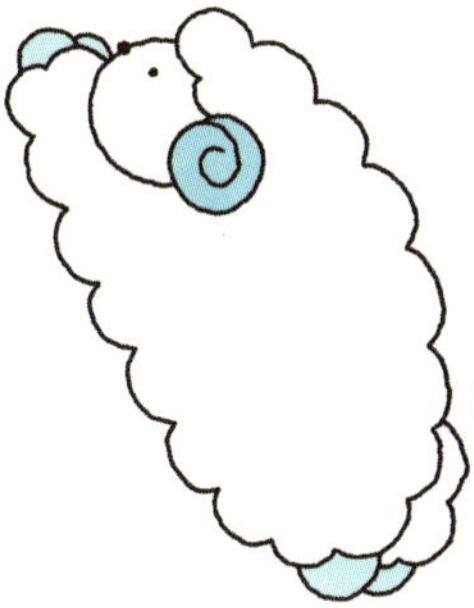

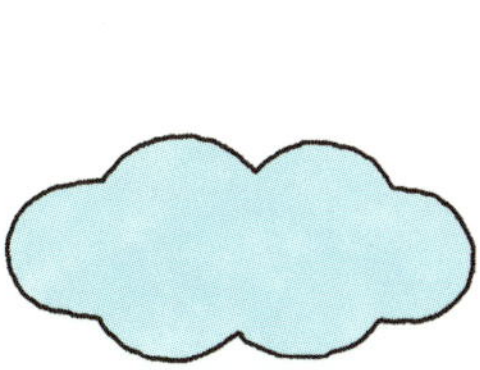

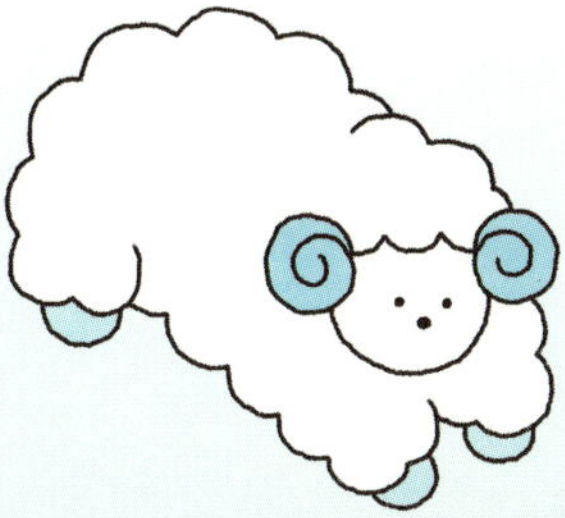

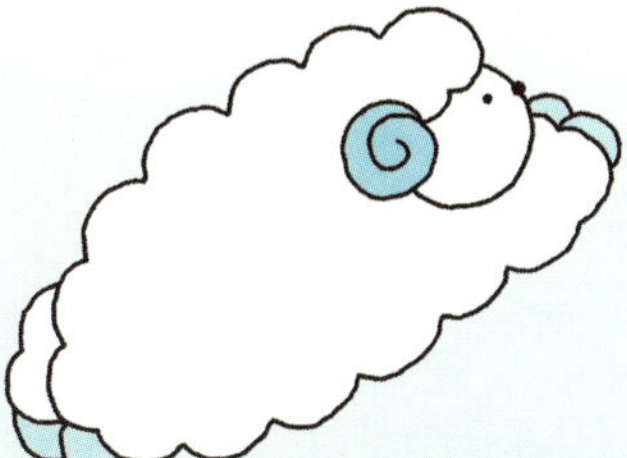

從「意識」接棒給「無意識」！

不光是睡得著！無意識驚人的力量

第二章介紹了誦念魔法暗示句幫助入眠的方法，至於本章則是要對心裡覺得「只靠暗示真的能睡著嗎？」，以及「我試過了，但睡不著」的人，介紹睡眠方法。

在心理諮詢的現場，也會遇上暗示不容易奏效的客人。當暗示行不通時，**「刻意使用意識入睡的方法」**可以奏效。本章要介紹的技術，只要多加練習，就會得心應手，能靠自己的力量獲得舒服的睡眠。

「咦？使用意識不是會睡不著嗎？」有人會這麼想。

的確，當人們的意識運作活絡時，會無法入眠。

如果有意識地想著「好，快睡吧」，意識會活絡地運作，難以進入無意識狀態下的「睡眠」中。

因此，**要藉由選擇意識運作的方向，讓無意識產生作用，逐漸進入睡眠的世界。**

像心生恐慌時，在腦中數數，或是彎曲手指數數，能有效讓內心平靜下來一樣，如果**「有意識地注意自己在無意識中採取的行動」**，就能取得意識與無意識的平衡。取得平衡後，便會順利地從意識接棒給無意識，深深地入睡。

在此要介紹的方法，是藉由有意識的訓練，讓自己可以舒服地入眠，但**同時也有助於提高潛能**。

只要反覆練習，就能有意識地引出「無意識之力」的潛能。例如像名偵探般的觀察力、對他人情緒的分析力，以及讓人感到愉悅的溝通能力等等，**能引出自己原本具備的能力**。

等到能發揮原本的能力後，周遭人對自己的對應態度會明顯改變。**「咦？我不光睡得著，搞不好還升級了呢！」**，會有這種感覺。

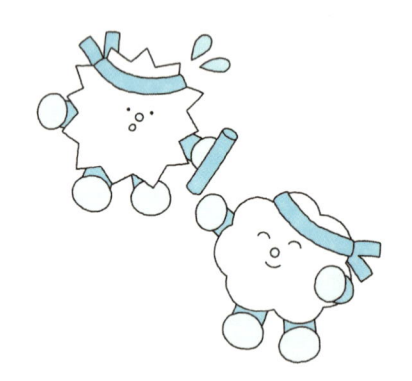

因為他人的言行而感到焦躁，無法入眠時

腦中的觀察日記

身邊有言行讓人感到不舒服的人在，有時會感到焦躁不安，無法入眠。

這個方法，是刻意詳細地想起對方的行動，像小學生在寫觀察日記一樣，仔細觀察。

不是像「他一直心神不定」、「很吵」這種主觀的表現，而是像「幾點幾分做了○○」這樣，始終都很客觀地展開觀察，這是其重點。

而對於這樣的對象，自己有什麼感覺，就像從塑膠製的觀察箱外頭進行觀察一樣來看待對方，接著便會在不知不覺間入睡。

小時候可曾寫過植物或昆蟲的「觀察日記」？

就像觀察日記一樣，只將自己不喜歡的對象「客觀的資訊」寫下，便能巧妙取得意識與無意識的平衡。

「○○先生的客觀觀察日記」也可以寫在筆記本上，不過，就算只是在自己腦中列出，也會是不錯的訓練。

只不過，像「○○先生好像不太高興」或「他出言攻擊我」，就不算「客觀」，而是「主觀」的資訊。

客觀的資訊是像「他坐在椅子上，雙腿打開九十度，以右腳腳尖為軸，另一隻腳以平均一秒三次的頻率上上下下，視線朝我望了五秒」這種感覺。如果將這種狀況說成是「他似乎心神不定，一直抖腳」，則偏向主觀。

此外，如果無法直接見面觀察時，就要像「我寄出電子郵件後，隔了兩天他才回信。而且只有五行字」這樣，要盡可能收集客觀的資訊。

像這樣一面在腦中回想客觀的資訊，一面寫下來，在腦中清楚地列出。

「那個人一直心神不定」、「散漫」這種表現方式是主觀，是意識在運作的證據。不過，無意識會在背後運作，仔細觀察對方細微的動作，牢牢地記憶。

無意識觀察到的資訊，才是「客觀的資訊」，將它寫下來列出，意識與無意識會取得平衡，不知不覺間將人引入舒服的睡眠中。

丈夫的言行造成壓力

某位女性說「我丈夫在家遠距工作，總是和我一起在家，這造成我的壓力，令我失眠」，為此苦惱。

例如「在廚房裡用過的東西，為什麼不好好整理！」、「為什麼在我想專注的時候，總會出聲叫我，打擾我？」等等，覺得很煩躁，晚上氣得睡不著覺。

於是，晚上在就寢前，她試著寫下「老公觀察日記」。

像「心神不定」、「完全無法專注在工作上」這種資訊，算是個人主觀嗎……她心裡這麼想，接著反問自己「除此之外還有什麼？」，想不出還有什麼好寫的。

這時，她想起心理諮詢師曾說過**「剛開始寫觀察日記時，每個人腦中都會先冒出主觀的資訊，例如『他老是單方面地損我』、『他都不了解我』」**。

心理諮詢師說，留意像以下這種**「能以數字來表達的事」**，就比較容易收集客觀的資訊。

- **次數、頻率（不是寫「老是損我」，而是像「他說了十次的〇〇」這樣）**
- **時間（不是「一早就寄電子郵件來」，而是像「早上六點十五分寄電子郵件來」）**

姿勢（不是「姿勢難看」，而是像「身體前傾三十度」）

經這麼一提才想到，他上廁所的次數很頻繁，這位女性想到了這點，不過，如果將「頻繁」改為客觀的寫法，則是「每隔四十五分鐘就上一次廁所」。她心想「咦！試著用時間來寫才發現，其實也沒那麼頻繁嘛！」，寫觀察日記變得愈來愈有趣。

「連要吃什麼菜，也樣樣都要問我」，這種事如果試著客觀寫下，會像是「十一點四十分，他打開我身後的門探出頭，出聲問我『今天午餐要吃什麼？』」這種感覺。

「每件事都跑來問我！」原本感到很煩躁的事，試著客觀寫下後，頓時覺得「咦？為什麼我會為了這麼點小事就感到煩躁？」，而不再重要。

這位女性開始在多出的筆記本上寫下丈夫的客觀資訊，但不知不覺睏了起來，於是便合上筆記本，上床就寢。

隔天她心想「為了寫觀察日記，我得仔細觀察老公才行」，而刻意關注丈夫的動向。

結果**「咦？我老公沒靠近我了！」**，出現很不可思議的現象。

她明明心裡想「快給我個寫觀察日記的題材吧！」，但丈夫卻完全沒做出令她不悅的事，最後她只能寫下「老公在十點四十八分、十一點四十分，以及十二點五十分時上廁所」這樣的內容。

我得再多想一點，她努力要想出丈夫的客觀資訊，不知不覺間睏了起來，心想「明天再說吧！」，就此入睡。

之前她認為「因為我老公的關係，害我白白浪費許多時間」，而為此煩躁不安，其實也是因為她都用自己的主觀去看待。而開始寫觀察日記後，她已經能像孩子一樣睡得很香甜。

不再認為「是那個人不好」

「這種事就算沒實際寫下來也沒關係，我記在自己腦中就行了。」她這樣告訴自己，就此停止寫筆記，早早上床就寢。

她在腦中展開「丈夫觀察日記」。丈夫看著電視節目○○，臉部往左斜四十五度，眼睛緊盯著電視畫面說道「這個很有意思呢」。

列出清單後發現，原本「老公很煩人」、「很噁心」的印象逐漸改變，開始覺得**「也許這個人其實是怕寂寞」**，而能看出一些過去看不到的事。

以這樣的心情來看待自己的丈夫後，兩人之間的關係也有了轉變。

過去完全都不幫忙做家事的丈夫，開始會將家中整理得乾乾淨淨，也會關心她的身體狀況，家中成了一處感覺很自在的空間。

「難道是因為我無意識的力量，改變了老公？」這位女性相當開心。

在自我的意識下，會對別人做出「他瞧不起我」、「他想把家事都推給我做」、「他在逃避責任」等判斷。

而另一方面，在無意識下，則會觀察各種客觀的資訊，加以收集。

試著以「觀察日記」來拾取無意識所收集的客觀資訊後，意識與無意識會取得平衡。接著能看出之前看不到的事物，原本不懂的事，也會逐漸明白。

待意識與無意識取得平衡後，便能從過去的壓力中解放開來，被引導進舒服的睡眠中。

不光如此，可以巧妙地運用無意識的力量後，周遭人和環境也會漸漸變得很適合自己，相當有意思。

想放鬆時

睡前展開「歡樂的事」找尋遊戲

在睡前「試著想像一下自己會覺得歡樂的事」，這是很普通的睡眠導引法。

如果這時候**覺得自己不知道「歡樂的事」是什麼，就證明你將「痛苦」和「歡樂」對調了。**

之所以會反覆在腦中想起討厭的人，是因為腦袋覺得**「順著怒火去破壞對手才大快人心」**。失敗的羞愧和不甘心，覺得是「痛苦」，但一般來說，要是覺得這是「痛苦」，應該會避免一再想起同樣的事才對。

然而，之所以會一再地想起，有可能是因為已變成**「痛苦＝歡樂」**。因此，只要承認**「這就是我覺得歡樂的事！」**，不知不覺間，就會覺得回想是件麻煩事，而逐漸進入夢鄉。

「睡前放鬆才能舒服地入睡」這句話，精神科醫生也常說。

在工作或做家事時，會有相當程度的緊張，所以交感神經占優勢。

而做完工作後，悠哉地泡個澡，躺在床上放鬆全身，覺得「啊～！真舒服～」，這是處在副交感神經占優勢的狀態。

與緊張的時候相比，放鬆全身，副交感神經占優勢時比較容易入睡。所以睡前一直滑手機，交感神經會占優勢，而覺得毫無睡意。

看手機時，明明心裡想的是「我想看療癒的影片，放鬆地入眠」，但電子郵件和社群網站的 App 一直都開著，所以會覺得「要是那個人跟我聯絡怎麼辦？」，而在不知不覺中處在緊繃狀態下。人一旦緊繃，交感神經就會運作，而難以放鬆入眠。

因此，為了讓副交感神經占優勢，要嘗試**想像「歡樂場面」的睡眠導引法**，讓副交感神經占優勢，練習放鬆地進入舒服的睡眠。

- **聞寵物貓肚子的氣味，會有幸福感**
- **泡在露天溫泉裡望著滿天星斗時，真的很舒服**

就像這樣，試著想像歡樂的場面或是舒服的事。

不過，就算是投入這樣的練習中，還是有人完全無法想像歡樂的場面。

明明想的是「歡樂的場面」，但和討厭的人有關的事卻不斷浮現腦中，這時該怎麼辦才好呢？

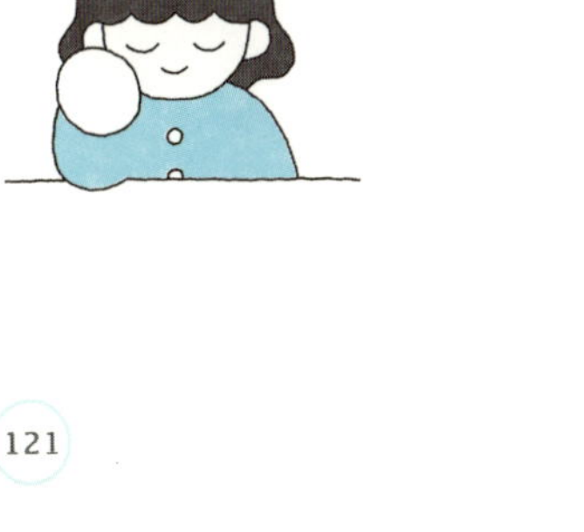

「痛苦＝歡樂」!?

在想「歡樂場面」時，會引人憤怒的對象卻浮現腦中時，會讓人意識到「我的憤怒＝歡樂」。

人會因為憤怒而從腦中分泌快樂化學物質，所以會當它是「歡樂」。

有時明明想的是「歡樂的場面」，但「腦中浮現的卻是丟臉、失敗的場面」。

同樣的道理，這只是因為痛苦而在腦中分泌快樂化學物質，讓人覺得「歡樂」，沒什麼好奇怪的。

像這種時候，就只是發現「啊！我把痛苦當作是歡樂」。因此，要是**心想「為什麼我會想起這麼不愉快的事？」，忍不住想起箇中的原因，交感神經就會占優勢。**

只要允許自己心想「把痛苦當快感也沒關係」，就能放鬆身心，產生「好在我沒責怪自己」的念頭。這麼一來，副交感神經就會占優勢，而能輕鬆入眠。

心裡想著「歡樂的場面」時，**腦中什麼畫面都沒浮現，表示你已經達到頂極水準。**

「什麼感覺都沒有」，是一種曉悟的境界，表示「無比歡樂」。所以「什麼畫面都沒浮現」就是歡樂，這是正確答案。

「為什麼我腦中什麼畫面都沒浮現？」開始這麼想之後，意識逐漸發揮作用，變成交感神經占優勢。

但試著告訴自己**「什麼都感覺不到，處在『無』的狀態才是歡樂，這樣沒關係」**，接著就會感到安心，而能由副交感神經占優勢，放鬆身心。

如果在睡前找尋「歡樂的事」，養成這個習慣，則一到睡覺時間副交感神經便會占優勢，可以舒服地入眠。

能在「無」的狀態下沉睡

有位女性會想起過去發生的一些討厭的事，或是對未來感到不安，過著無法放鬆，慢性失眠的生活。

因此，她試著挑戰找尋「歡樂的事」。

她試著回想「歡樂的場面」，但不知為何，出現腦中的全是過去別人冒犯她的場面。

她就此發現「啊！這不就是所謂向對方宣洩怒火＝歡樂嗎」。

「從別人身上感受到憤怒，同時又覺得歡樂，我這樣會不會很奇怪？」

她感到有點不安，但試著告訴自己「憤怒就是歡樂，這樣沒關係」，說來也真不可思議，一股舒服的疲憊湧現，她就此睡著。

隔天，她同樣提早上床，試著想像「歡樂的場面」。結果浮現腦中的全是對未來的不安，例如「要是沒錢該怎麼辦？」、「上了年紀後，剩我自己一個人怎麼辦？」。

她發現「這同樣也是將不安的痛苦，當成了歡樂」。

自己明明覺得很討厭，但那些討厭的事或是最糟糕的事，愈想愈痛苦，進而覺得「歡樂」。

自己會因為意外的事而感到歡樂，光是發現這點，她便在不知不覺間湧現舒服的疲憊，就此得以入眠。

她每天晚上都想像歡樂的場面，接著從某天開始，突然腦中再也浮現不出歡樂的場面。「歡樂的事全沒了嗎？」她一時感到不安，但很快便發現

「啊！這是什麼都感覺不到，處在『無』的狀態，無就是歡樂！」。

想到「什麼都沒有就是歡樂」，她就此在不知不覺間進入深沉的睡眠中。

在這個反覆的過程中，這位女性已不像以前那樣因別人的行為而時喜時憂，或是責備自己，而能平淡地過生活。

「對我來說，怎樣的事算是歡樂呢？」她心裡這麼想，從平時就開始找尋「歡樂的場面」，結果感到不滿的事與日俱減，能專注在工作和家事上，說來也真不可思議。

以前每天都過著充滿壓力的生活，但現在每天都過得很快樂，連她自己都感到難以置信。

當心中充滿不滿時

消除壓力的五次呼吸法

從鼻子吸氣時，試著在腦中誦念**「轉化成話語的能力，會隨著氧氣一起被我吸收」**。接著，從嘴巴呼氣時，要在腦中誦念**「我今天一整天的情感，要隨著話語一起呼出」**。

就像這樣，感覺自己的「吸氣」和「吐氣」，腦內堆積的壓力將逐漸減少。反覆做五次後，會施加**「將無法用話語說出的壓力徹底吐出來」**的自我暗示，不知不覺間沉沉入睡。

雖然有討厭的事，但如果能當場明確地用話語說出「討厭」的感覺，就不會留下壓力。要是不能用話語說出，就會覺得**「那時候為什麼我說不出口呢？」**，而感到悶悶不樂，在腦中累積壓力。

儘管有討厭的事，還是會極力忍耐，或是心想「跟對方說也沒用」，而不用話語來表達，這樣壓力會不斷在腦中累積，無法舒服地入睡。

這樣的話，整天將不滿和抱怨掛嘴邊的人，就沒有壓力嗎？這麼說又不太對。

成天將不平或不滿掛嘴邊的人，無法準確地將「討厭」的感覺轉成話語，所以不管對周遭人說再多的不滿和抱怨，壓力一樣無法抒解。

覺得「討厭」時，要當場準確地轉成話語，不在腦中累積壓力。這就是這次我要介紹的**「消除壓力的五次呼吸法」**所要達成的目的。

「消除壓力的五次呼吸法」關注的是睡前的呼吸。

在吸氣時，要在腦中誦念**「轉化成話語的能力，會隨著氧氣一起被我吸**

收」。

接著在呼氣時，也要試著在腦中誦念**「我今天一整天的情感，要隨著話語一起呼出」**。一開始要記住或許有點難，所以就算看著文字誦念也沒關係。**反覆做五次後，就會形成自我暗示，將無法用話語說出的壓力徹底吐出來。**

透過這樣的自我暗示，在夢中重新體驗感受到實際壓力的場面，抒解無法用話語說出的壓力，而能準確地當作記憶來加以整理。這麼一來，過去討厭的體驗便不會一再出現，真的很厲害。

當有令你感受到壓力的事情時，如果不能順利地用話語說出，就無法準確地整理記憶。

說來也真不可思議，這麼一來，我們的大腦會自動**「再次體驗同樣的事，來整理記憶」**。因此，**「討厭的事又發生了！」**，這種體驗會一再反覆。

自己會認為「是不是因為我不太正常，才會捲入類似的這種討厭的情況中？」。但其實這是為了好好整理我們未經整理的記憶，才會反覆上演同樣的事。

當我們能在夢裡發揮「轉化成話語的能力」時，那些不愉快的體驗，就會準確地被整理成記憶。同樣的事不會再反覆上演，壓力也會愈來愈少。

一旦壓力減輕，當然就能熟睡。

清醒時的壓力，在夢中全都被處理得乾乾淨淨，能以清爽的心情迎接早晨的到來。

而在夢中整理過的記憶，從隔天起會得到活用。即使是在感受到壓力的場面下，也會心想「哦！這時候只要這麼做就行了！」，而能巧妙地將它轉為機會。

不滿和抱怨說個不停……

某位男性總是向周遭人吐露他的不滿和抱怨。一旦開始說他對上司的不滿，或是對公司的抱怨，就停不下來。

公司的同事一開始還會聽他說，並隨口回應「嗯、嗯，是啊」，但他總是一再說同樣的話，所以對方也都心想「又再說了！」，漸漸不再搭理他。

這名男性雖然總是背地裡抱怨和發牢騷，但是當上司丟難題給他時，他卻都回答「啊，好」，二話不話，馬上就接下工作。

上司老是塞一些雜務給他，以致他自己原本的工作毫無進展。

上司罵他「為什麼不能跟大家一樣好好完成工作！」，工作方面也始終得不到好評，薪水的等級在同期進來的同事當中是最低的。

同期全都加薪或高升了，卻唯獨自己一直都在處理別人塞過來的雜務，即使加班，工作一樣忙不完，儘管上司提醒他「別加班」，他也無言以對。

這樣的情況一再反覆，他就此失眠，怎麼睡都無法消除疲勞，工作的表現變得更差了。

這時候，心理諮詢師教他**「消除壓力的五次呼吸法」**。他就此比平時更早上床就寢，試著注意自己的呼吸。

吸氣時，在腦中誦念**「轉化成話語的能力，會隨著氧氣一起被我吸收」**。接著，從鼻子吸進的空氣要從嘴巴呼出時，試著在腦中誦念**「我今天一整天的情感，要隨著話語一起呼出」**。

如此反覆五次後，不知為何，腦袋變得一片空白，不知不覺間進入夢鄉。

即使是上司的委託，也不勉強自己，能加以回絕

在夢中，不知為何，他看到自己生氣的模樣。似乎不是發牢騷，而是用言語朝某人宣洩怒火的模樣。

隔天早上，如果是平時，他會覺得「真懶得起床～」，但這次他很俐落地起身。最近原本都沒在動腦，身體也覺得很沉重，但現在他已能輕鬆投入

工作中。

一開始他還心想「怎麼可能在夢中整理記憶」，對此半信半疑，但現在他覺得「也許記憶整理得很完善」，很期待睡眠的到來。

之前由於工作拖拖拉拉，時常加班，所以都很晚才回家，占去了睡覺的時間。而在他嘗試過呼吸法後，便都能迅速完成工作。

鑽進被窩後，他留意自己的呼吸，試著實踐**「消除壓力的五次呼吸法」**。

大約進行第四次時，腦袋就會漸漸一片空白，而進行第五次時會覺得「一切都無所謂了」，什麼都沒辦法想，就此沉沉睡去。

多次反覆嘗試後，某天上司對他說「看你好像狀況慢慢變好了，可以接這項工作嗎？」，差點又丟了一個工作給他。

這時，這位男性不自主地回答道「我現在手上這個計畫案還沒結束，所以沒辦法接這個工作」，很直接地回絕，說完後心想「哇！糟了！」。

他拒絕後，上司臉上表情也為之一僵，他開始急了起來，心想「這下該怎麼辦才好！」，但他還是接著說了一句「我還有工作要忙，那我先告辭了」，就此從上司座位前離開，他對這樣的自己大感吃驚。

回到座位後，雖然對自己剛才一口回絕有點罪惡感，但痛快感勝過罪惡感，他能專注在眼前的工作上。也都能準時完成工作。

「之前因為累積太多壓力，而無法做好工作！」

發現這點後，他開始覺得使用呼吸法入睡是很快樂的一件事。

會因不安而醒來時

裝滿愛入眠的方法

強烈感到不安的人，有時候不該使用**「能幫助入眠的催眠」**，而是使用**「想起失眠原因的催眠」**比較有效。藉由催眠狀態，試著回想造成自己失眠的原因，便能想起「啊！我都忘了有這麼回事！」。能想起重點，不安感就會消失，而沉沉入睡。在此介紹大家一個提升記憶力，消除不安感的方法。

在就寢時，一一回想自己從早到晚吃過的食物，並試著在腦中誦念**「我有滿滿的愛」**。當早餐的雞蛋、納豆等食物浮現腦中時，就誦念**「我有滿滿的愛」**，腦中浮現午餐前吃的香蕉脆片時，也誦念**「我有滿滿的愛」**。像這樣在腦中誦念時，便會不知不覺入睡。

人們一旦記憶模糊，就會感到不安。舉例來說，在人際關係上發生討厭的事，想入睡時，會想起那討厭的畫面，這是因為重要的事意外從我們的記憶中脫落了。

因為挨上司罵，而覺得很不高興，但如果回想起一些重要的事，例如「雖然他挖苦我，讓人一肚子火，但他也常給我很好的建議」，就沒必要再為此悶悶不樂了。

老想著同樣的事，而就此失眠，也是因為我們一直在找尋這「脫落的記憶」，但始終找不到。

因此，為了消除這種不安感，要逐漸提升記憶力。在此介紹**「裝滿愛入眠的方法」**，乍看或許會覺得與記憶力無關，但還是請務必一試。

上床後，從早上開始，依序想起今天吃過的食物。等一一浮現腦中後，在腦中誦念**「我有滿滿的愛」**。**「我有滿滿的愛」這個指令，會讓記憶深植**

腦中。

如果腦中浮現早餐碗裡的白飯，就誦念**「我有滿滿的愛」**，要是浮現飯碗旁邊的茄子味噌湯，就誦念**「我有滿滿的愛」**，讓它們一一深植在記憶中。如果想起午餐便當裡的鹽燒鯖魚，就誦念**「我有滿滿的愛」**，如果想起自己吃了白飯上的梅子乾，就誦念**「我有滿滿的愛」**。

像這樣將吃過的東西深植在記憶中，對於這段時間裡發生的事相關的記憶，也會得到妥適的整理。當記憶逐漸得到妥適的整理，腦中的興奮就會在不知不覺間平靜下來，很快就能進入安穩的睡眠中。

每天晚上反覆進行這項訓練，可能是因為記憶藉由睡眠得到妥適的整理，清醒時的記憶力也會在不知不覺中提升。

記憶力提升後，就不會再想那些沒必要的事，腦袋會就此平靜下來，非常不可思議。

沒錯，原本以為腦袋裡老想著那些討厭的事，是因為記憶力好，但等到記憶力實際提升後，便會明白**「這是因為記憶脫落，才會一直持續想著同樣的事」**。

使用**「裝滿愛入眠的方法」**而得以入睡後，記憶會漸漸整理，而得以重拾原本那充滿自信的自己。

你將會發現，**之所以會自尊心低落、欠缺自信，並不是因為自己個性的緣故，「只是因為記憶脫落」。**

被工作追著跑，靜不下心來……

有位男性在創業一陣子後，工作和休息的切換失靈，總是處在工作的狀態下。

他是在家中工作，所以沒有「工作到幾點結束」的限制，因而常一不小心就晚睡。

儘管躺在床上，卻遲遲睡不著，所以他決定喝酒助眠。喝了酒確實能入睡，但睡到一半醒來後，他開始在意起工作，「咦？我那件工作做了嗎？」，因忍不住起床檢查，就這樣直接撐到天亮，難以再入睡。

這種情況一再反覆，之後即使喝了一樣多的酒，腦袋還是一樣靜不下來，無法入睡，結果酒愈喝愈多。

即使覺得睏，卻還是睡得淺，常會中途因為想起工作的事而醒來，而一旦醒來，就再也睡不著。

整天迷迷糊糊，無法專注在工作上，有時還會因為疏失而給客戶添麻煩，就此失去自信。

因此，他決定試著採用心理諮詢師教他的**「裝滿愛入眠的方法」**。

而當他上床想嘗試時，他感到不安，心想「我可能還是得喝酒才睡得著吧？」，但最後還是決定試著回想自己從早上開始吃過的東西。

他想起早餐吃的吐司，「啊！我還抹了奶油」，腦中浮現那個畫面，同時誦念**「我有滿滿的愛」**，他漸漸覺得自己好蠢，「做這種蠢事，記憶力就會提升嗎？」。

「除了吐司外，我還吃了什麼來著？」他思考著這個問題，腦中浮現「番茄！」，接著誦念**「我有滿滿的愛」**。

在反覆這麼做的過程中，不知不覺進入夢鄉，待他回過神來，已經天亮。

從「工作為主」的生活，轉變成「以想做的事為主」的每一天

沒喝酒就能睡著，令他覺得開心極了，為了在入睡時更容易想起自己這天吃了些什麼，他決定試著吃一些和平時不同的早餐。

接著他鑽進被窩，回想早餐吃的煎蛋，誦念**「我有滿滿的愛」**，可是卻不能像昨天一樣入睡。

「因為我太過認真，刻意想牢記自己吃過的東西，所以才會睡不著嗎？」他感到不安，但一路想到晚餐吃過的食物後，他心想「我就從早餐開始，再試一次吧」，就此開始回想，結果不知不覺就睡著了。

「為什麼這樣就睡得著？」他對能睡著的機制產生興趣。也許是**「我有滿滿的愛」**這個指令對睡眠產生影響。

他想著這件事，並告訴自己「算了，反正睡得著就好！」，一直反覆這麼做，結果工作效率逐漸提升。

開始有餘力後，他發現「之前因為都是喝酒才入睡，所以記憶力衰退，效率不佳！」。現在記憶力恢復，真切感受到「原來工作可以這麼從容」。

之前都覺得自己是為了工作而活，但現在就算閒暇時間做其他事，工作一樣進展順利，他的生活方式改為以自己想做的事為主。

之前明明老被工作追著跑，光是要糊口便已竭盡全力，但現在可以一邊享受一邊工作。得以伴隨著舒服的睡眠，重拾當初創業時的自信。

顧忌周遭人，而太過壓抑時

設計幸福美夢的方法

鑽進被窩後，請試著想像一下「我想做這種美夢」。

如果是想像出不幸的夢，或是覺得想像出的夢很無趣時，請繼續試著想像，直到出現你能接受的夢為止。當發現「自己真正想追求的夢」時，就會馬上入睡。

像「總是只有我在壓抑」、「就算有話想說，也無法順利向對方傳達想法」，總是顧忌周遭人，很容易在日常生活中累積壓力的人，這個方法特別有效。

我們在睡覺時，能學會**「Assertiveness（自我表現或自我主張）」**的能力，日常生活的溝通會因此變得順利。

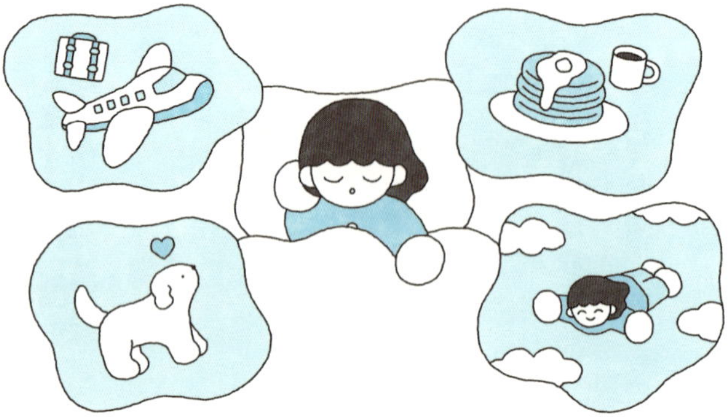

如果能自由地設計夢境，你想做怎樣的夢？

這樣的想像，正是**「設計幸福美夢的方法」**。

這也是**「自我表現」**的訓練。

人一旦有「總是只有我在壓抑」、「無法向對方傳達我的想法」之類的壓力，就會難以入眠。

平時都會顧慮對方的感受，或是太在意周遭的狀況，想說的話、想做的事都極力壓抑，這會在腦中累積壓力。而到了晚上，會因為累積的壓力而失眠。

因此，採用**「設計幸福美夢的方法」**，試著去訓練自我表現，白天的壓力便會逐漸減輕，得以入眠。

自我表現並非是「任性」或「堅持己見」，這是一方面顧慮到對方，一方面表現自己真實的感受和意見。一旦能巧妙地自我表現，就能順利傳達自己的想法，能輕鬆構築沒壓力的人際關係。

這項訓練，是在睡前鑽進被窩時，思考「今天想做怎樣的夢呢？」，就此展開。在夢裡可以自由地實現一切。

就算是要在天上飛，成為職業運動選手，也都能辦到。不論怎樣的劇情，都能照自己所想的展開。

一步步接近「自己真正在追求的事物」

我也曾試著設計自己的夢境。

這當中比較耐人尋味的是，明明心裡想「我可以自由地設計夢境」，卻自己展開了一場「工作上失敗，惹出大麻煩」的噩夢。

明明可以自由地設計夢境，卻不自主地開始想像起自己平時的模式，所以這項訓練很有趣。

即使我開始設計「擁有一千億日圓，可以隨意使用的財富」這樣的夢境，但會不自主地想到現實的層面，而開始想「在夢裡就算沒錢，一切還是有可能實現，所以這太無聊了」。

既然覺得無聊，那就再設計一個不一樣的夢就行了。

如果是在南方小島的海邊悠哉過日子的夢，不知道好不好……感覺也有點無聊……那麼，設計一棟可以一路走到海邊的豪華別墅如何？

就像這樣，我在腦中描繪一棟可以一路走到海邊的理想別墅，想像自己在金光光閃閃的波浪上衝浪的夢境，就這樣不知不覺睡著了。

試著設計各種不同的夢境，發現**「自己真正在追求的事物」**後，就會進入舒服的睡眠中。

所以就算不斷地更改夢境，那也無妨。

舉例來說，我嘗試設計了一個夢境，幻想自己「擁有只要碰觸病人就能治病的能力」，但當我覺得「這不是我要的！」，便把這個夢境揉成一團丟棄，著手設計下一個夢境。

當我覺得自己設計的夢境「不對」，而將它揉成一團丟棄時，丟得愈多，**愈接近自己真正追求的事物。而當找到自己真正在追求的事物時，無意識便會發揮作用，引人進入舒服的睡眠中。**

雖然想不起來在夢中看到的是自己設計的夢境，還是別的夢境，但在現實世界裡的自我表現會逐漸改變。

可以巧妙地主張自己真正在追求的事物，自己的現實情況也會逐漸改變。

就此發現**過去之所以什麼事都不順心，累積許多壓力，是因為「沒主張**

自己真正在追求的事物」。

在獨力包辦一切的狀態下，感到焦躁不已……

某位女性委託同事和部下工作，因為對方無法照她所想的去做，所以她總是獨自處理這些工作。

結果周遭人漸漸都將工作塞給這位女性，偷懶打混。

就算告訴上司這樣的情況，上司也只是回一句「妳自己想辦法吧！」，一點都不體諒她的辛苦。

而在家中，孩子們個個我行我素，就算是忙碌的早晨，也一樣拖拖拉拉，遲遲沒做好到幼稚園上學的準備。丈夫一早就出門，她處在獨力包辦一切的狀態。因忙碌而感到煩躁，朝孩子們咆哮「動作快點！」。

咆哮後，孩子們開始又哭又鬧，明知上學時間漸漸逼近，但就是管不住焦躁的情緒。

從平日的忙碌生活，一直到睡前，她都處在焦躁的情緒下，過著難以入眠的日子。

這位女性決定嘗試**「設計幸福美夢的方法」**。

因為是夢，理應可以自由設計才對，但是卻擅自設計出「被殭屍追著跑的夢」和「與同事爭吵，要對方道歉謝罪的夢」，所以她心想「這不是我要的」，就此把夢境揉成一團丟棄。

而當她重新設計夢境時，出現「在工作上受上司認同，就此高升的夢」，但她一樣覺得不對，就此揉成一團丟棄。

接著，與丈夫單獨攀登高山的夢境浮現腦中。

那是海拔很高的高山，四周都是白雪，但因為在夢中，所以一概不需要任何防寒和登山的裝備。兩人只穿自己喜歡的T恤和短褲，開心地望著山腳的市街。她想從更高處欣賞風景，於是兩人步履輕快地走上山，當她設計出這個夢境時，她已進入舒服的睡眠中。

不用那麼緊繃，想法還是會很自然地傳達

一早起床時，感覺整個人舒暢多了，「咦？原本的沉重感好像減輕了」，感覺很不可思議。

如果換作是平時，她不會有這樣的從容，會對孩子們感到很不耐煩，但一直到前往幼稚園之前，她都能放下心中的煩躁，而且趕上時間。

在通勤時，她想起公司裡那些她不擅長應付的人，就此變得心情沉重起來，但實際碰面後，彼此的對話順利，她就此稍微打起了精神。

忙完工作後，她讓孩子們用完餐，安排他們就寢後，心裡想著「今天來設計怎樣的夢境好呢？」，愈來愈期待就寢時刻的到來。

可以延續上次的夢境，做自己在天上飛的夢也不錯。她設計了幾個夢，接著又揉成一團丟棄，不知不覺間，就此舒服地入睡。

反覆這麼做之後，孩子們已能自己做好上幼稚園的準備，也不哭鬧，令她有點驚訝。

而公司也是，她能輕鬆地將工作分配給同事和部下處理，也能請上司檢查確認。「也許我現在比較能輕鬆工作了」，她覺得很開心。

「這也許表示我已能自我表現，所以我追求的事，已清楚傳達給對方明白了嗎？」她心裡這麼想，但並未刻意改變請託的方式，所以連她自己也覺得很不可思議。

她並沒有要展現自我主張的意思，只是以自然的態度告訴對方「這個麻煩您處理！」，但和以前相比，到底是哪裡不同呢？

經這麼一提才想到，她明明沒對孩子下達詳細的指示，但孩子們卻自己採取行動。

自己所追求的事物，沒必要那麼緊繃地向對方傳達，它會自然傳達給對方知道，或許這就是自我表現。

展現出訓練的效果，她很開心，接下來更想設計夢境了。

CHAPTER

4

以無意識先生的力量看到的世界將就此改變

伴隨著深沉的睡眠，獲得「真正的自由」

不安和恐懼逐漸消失

第三章介紹了藉由順利地由意識交棒給無意識，以獲得舒服睡眠的方法。持續進行前面介紹的訓練後，不光能安心入眠，醒來後，無意識的力量仍會發揮作用。

而本章要介紹的是睡眠的效果，是藉由熟睡而能得到的好處，例如腦中會冒出無限多的點子、無謂的緊張感會消失、發現自己真正想做的事、人際關係變好等等。

在這四個篇章的最後閱讀本章，無意識先生會成為你人生中的強大助力，「眼中看到的世界」會逐漸有明顯的改變。

接下來的這位女性，也是眼中看到的世界就此改變的人們之一。

有位女性向來人們都誇她「工作能幹」，在公司頗受尊重。而她本人也很有自信，認為「我向來比別人更早掌握工作的訣竅，也很優秀，就連別人沒發現的事情核心，我也一眼就能看出」。

但自從公司裡來了一位男性後，她突然覺得很不自在。

那位男性很優秀，但只要這位女性在會議上發言稍微卡住，他就會馬上出言挖苦。

起初這位女性也沒怎麼放心上，但每次只要那位男性講得對，她就變得愈來愈沒自信。儘管回到家，男子的事還是一直在她腦中揮之不去。

「他一定是看我不順眼。」

心裡愈是這麼想，對那名男性感到排斥的心理就愈強烈。

當她失去自信後，便感覺自己無法符合眾人的期待，接著心想「之前我認為自己備受期待，那是我自己誤會了，也許大家跟本就瞧不起我」，不安掠過心頭。

「我要是更認真工作的話，應該就能得到大家的認同。」她心裡這麼想，回家後仍繼續工作，而且為了提升自己的技能，到半夜還在K書。

不過，愈是努力想有好的工作表現，不知為何，那位男性對她說話愈是嚴厲。公司裡都沒人替她講話，她深感絕望，反問自己「這家公司已經不需要我了嗎？」。這樣的日子一直持續，令她難以入眠。

心理諮詢師告訴這位女性關於**「無意識先生」**的存在。

她開始誦念從心理諮詢師那裡聽來的魔法暗示句後，可能是無意識先生的力量開始發揮作用吧，她逐漸可以熟睡。

她同時停止工作到半夜，在適當的時間就寢，接著她對那名男性的看法也逐漸改變，甚至心想**「咦？為什麼我之前那麼怕他呢？」**。

原本一直認為**「那個人老扯我後腿，是個很可怕的人」**，但現在覺得**「什麼嘛！他只是比較憨傻而已！」**，就此不再害怕。

「過去我都當他是敵人，但也許他和我眼中所看到的世界完全不同。」

當她如此轉念後，就再也不在意對方的發言內容了。

過去她總是很緊張，心想「我得符合大家的期待才行」。

但後來她逐漸明白**「大家都忙著顧自己的事，根本才沒空在意我」**。

大家之所以會說「很期待妳的表現」，其實也沒什麼多深的含意。

「什麼嘛！根本不必為了符合大家的期待而那麼賣力！」她就此洩去雙肩緊繃的力氣。

能在安心感的包覆下入睡後，「我得符合大家的期待才行」這道宛如矗立在她面前的灰色壓力高牆，就此撤去，逐漸改變成**「我可以照自己的意思，自由且快樂地工作！」**這樣的世界。

這位女性真切感受到眼前的世界變得比過去更清楚明確。

睡得愈多，愈感覺到在無意識的運作下，世界變得更加寬廣。

這位女性現在認為**「我睡覺不是為了現在所看到的景色，而是為了看更不一樣的風景」**，並樂在其中。

當這位女性使用無意識的力量，而逐漸看出眼前那開闊的無限可能時，**她發現自己過去都活在灰色的世界裡，什麼都沒看見。**

在睡眠中，當無意識的力量被引出時，眼前的灰色高牆便在不知不覺間被撤除，無意識所呈現的美好風景在眼前擴展開來。對這世界的看法也會就此逐漸改變。

點子源源不絕地冒出！

「那個也不行，這個也不行」，別這樣否定一切

明明一直在苦思，卻始終想不出好點子……

就算想到了什麼，經過一番思索後，也會說「那個也不行，這個也不行」，全都推翻，就這樣愈來愈想不出點子。

想出點子的方法有很多，但我特別喜歡的是**「腦力激盪」**這個方法。這個方法不會一一否定人們浮現腦中的點子，而是陸續將想出的點子寫下來。

例如要試著思考「有什麼方法可以讓人熟睡？」。浮現腦中的想法，別馬上以一句「這不可能吧！」來加以否定，總之，先試著寫在筆記本上再說。

「多吃點東西」、「冥想」、「在固定的時間上床」、「早上提早起床做日光浴」、「睡前做伸展操」……想到就寫。

這麼一來，當題材全都用光時，會突然浮現很驚人的點子。

這種現象很有趣。

「這個點子好，這個點子不行」，做出這樣的判斷是出於意識，不過，要是**「不假思索」就提出點子，則意識便難以發揮作用，會引導出無意識的力量。**

當自己不斷想出點子，達到極限時，無意識就會提出出色的點子，詢問你「這點子如何？」。你會覺得「這點子也許不錯哦！」，而大為開心。只有無意識提出的點子顯得很亮眼，相當有意思。

腦力激盪自己一個人也能做，不過，人多一起進行，更能有效率地想出好點子。而和腦力激盪有同樣效果的，就是「睡得好」。

想要有好點子時，就牢記「標題」，然後睡上一覺

我在開始思考「有沒有什麼收拾方面的好點子」後，便心想「交給無意識先生去處理吧！」，停止自己思考。

熟睡了一晚，早上醒來後過了一會兒，突然間「啊！想到一個好點子！」，這都是因為在睡覺時，無意識使用了無限的力量，賜給我這個點子。

一開始我在醒來時覺得「沒做什麼特別的夢，醒來時也沒什麼靈感呢！」。但過了一會兒就會靈光乍現，出色的點子陸續冒出。

這點子就像做腦力激盪的時候一樣，和其他點子不同，特別光彩耀眼，所以我明白這是無意識為我提供。

想要有好點子時，就把標題牢記腦中，上床睡覺。這麼一來，暗藏無限力量的無意識便會發揮作用，提供出色的點子。

關於它提供這個點子的背後機制，我在此做個簡單說明，其中一項和腦中的**「發炎物質」**有關。

「想不出點子」，就會感到壓力，發炎物質會在腦中堆積，腦袋就此變得不靈光。

而能在適當的時間好好入睡後，腦內的發炎物質會減少，就能使用自己原本具備的能力想出好點子。

另一項有關的要素，是**「腦內網眼的細密度」**。

所謂的「網眼」，指的是腦中的「神經膠質細胞」。天才理論物理學家阿爾伯特·愛因斯坦的大腦，其神經膠質細胞將近是普通人的兩倍之多。神經膠質細胞愈多，愈能提高大腦的資訊傳達效率。

腦內的網眼愈細，愈能配合狀況思考各種可能性，而認為**「有這個可能性、有那個可能性」**，靈活地加以因應。

不過，網眼如果太粗大，就會認為**「只有這個可能性！」**，腦中只會想到有限的選項，馬上陷入點子卡住出不來的窘境。

我睡覺時，無意識會運作，所以儘管我的腦內網眼粗大，也還是能在夢中體驗到**「咦？如果是平時的我，不可能想得出這樣的展開！」**。

無意識的可能性無限。在意識沒運作的睡眠中，無意識會在夢中向我們展示平時想不到的可能性。而睡得愈多，就會愈像腦內網眼細密的人一樣，能在夢中體驗各種可能性。

因此，當我醒來時，便發生了這種現象，心裡想「如果是之前的我，絕對不會像靈光一閃般，想出這樣的點子！」。

無意識「無限的可能性」

睡覺時，點子源源不絕地冒出。關於這件事，我有多次不可思議的體驗。例如我將自己需要點子的主題記在心裡，睡一覺醒來時，會覺得「咦？這個字彙是怎麼回事？」，一個完全陌生的字彙在我腦中揮之不去。因為是陌生的字彙，所以我心裡納悶「這是怎麼回事？」，就算想忘掉，它也會不斷地出現腦中，所以我試著查了一下，結果發現**「哇！我一直在找尋的點子，這就是答案！」**，大吃一驚。

完全陌生的字彙突然浮現腦海，感覺很恐怖，不過，這就是睡眠時，無意識的力量創造出的「無限可能性」。

睡得愈多，愈會冒出點子，這是因為我們在睡覺時，無意識賜予了我正在追求的事物。

沒必要的緊張感消失，總是能顯得自信滿滿

自我斷定「他一定是對我感到不滿」

和人說話時總會感到緊張。

一緊張，就無法向對方傳達自己心裡想說的話，而容易感到不安，擔心「對方也許會覺得我很奇怪」。和人說話時，**滿腦子想的都是「要避免讓人誤會」，因而愈來愈緊張。**

舉例來說，就算與鄰居不期而遇，也會緊張得結結巴巴，連話都說不好，心想「也許對方當我是個怪人」，就此心情沮喪，類似這樣。

我自己以前也曾經是這樣，一直覺得「我如果對人不會感到緊張的話，生活肯定會輕鬆許多」，深深為此苦惱。

緊張的原因，是在開始說話前，我就忍不住心想「要是對方對我這樣說的話，該怎麼辦？」。容易緊張的我心想「為了避免緊張，要事先想好」，展開未雨綢繆的行動，但想得愈多，愈是心想「可是，要是發生這種麻煩事該怎麼辦？」，腦中浮現最糟的情況，就此變得更加緊張。

舉例來說，我要打電話解除信用卡合約時，我會開始心裡想，要是對方問我「為什麼想解約？」那該怎麼辦，而開始嫌打電話麻煩。

「解約時，對方如果說會有罰金該怎麼辦？」諸如此類，我自己預想了對方根本沒說的最糟情況。

打電話時，我緊張不已，「呃……呃……」連話都說不好。甚至冒出**「我**

最不擅長和陌生人講話，每次講話一定會緊張」這樣的自我暗示。

平時就容易緊張的我，總是心想「要是對方對我感到不滿怎麼辦？」，而自行想像起對方心裡的想法，自我斷定「他一定是對我感到不滿」。

「你連自己的想法都沒搞懂，又怎麼會知道對方是怎樣的想法？」我很想這樣吐槽自己，但我就是覺得自己很清楚對方心裡的想法。

而當我開始想像「那個人心裡的想法」時，對那個人的緊張感便不斷攀升。

其實對人的緊張感，也能藉由「熟睡」來解決。

無意識先生會幫我們消除「緊張感」

能在適當的時間熟睡，對人的緊張感就會自然消除。

「沒被人誤會」、「儘管說了自己想說的話，一樣能建立出良好的人際關係」、「就算面對初次見面的人，也完全不緊張了！」，最後會有這樣的結果，所以相當有趣。

我以智慧手錶查看自己的睡眠記錄後，得知我如果在晚上十點半前入睡，「深層睡眠（非快速動眼睡眠，NON-REM）」與「淺層睡眠（快速動眼睡眠，REM）」能充分取得平衡。

不過，只要一過這個時間，便無法取得深層睡眠。

為什麼要在這裡提到「深層睡眠」與「淺層睡眠」呢？**因為「深層睡眠」與「人際關係」關係密切。**

學生時代，我在神經生理心理學的課堂上學過**「人們在深層睡眠時做噩夢」**。聽說這是因為在深層睡眠時，感受恐懼和憤怒的大腦部位活動熱絡。

但在深層睡眠下做的夢，如果不是在深層睡眠時被叫醒，幾乎不會記得。**其實在深層睡眠時，無意識會驗證人際關係的所有可能性。**因為是噩夢，所以會發生最糟的情況。

只要在夢裡先有過一次最糟的體驗，日後在現實世界中就算遇上最糟的場面，即使什麼都沒想，也能自動加以因應。

就算沒自己動腦筋想，無意識也會在夢中替我們進行各種模擬，不管發生什麼事，也能冷靜沉著地對應。所以不管與誰接觸，都會覺得「咦？我可以毫不緊張，以原本的我和人談話」。

沒必要一一去預想各種最糟的情況，因為在睡眠中，無意識已充分替我們處理好。無意識會在夢中讓我們體驗人們的所有感受，所以能處之泰然地去面對，並告訴自己「不管對方用怎樣的態度對我，我都不會感到驚訝」。

和人講話覺得緊張時，不妨心裡想「啊！只要好好睡一覺就行了！」。

就這樣不會擅自認定對方是怎樣的想法，可以抱持輕鬆的心情與對方溝通。

發現自己真正想做的事，步伐變得輕盈

不知道自己想做什麼的原因

「不知道自己想做什麼」，似乎很多人都有這種煩惱。

如果心裡想「我想發現自己想做的事！」，就試著將自己不想做的事全部停掉，這樣就會慢慢看出「自己真正想做的事」。

因為做了不想做的事，所以才會不知道自己「想做的事」。

這種「不知道自己想做什麼」的煩惱，有時是因為**「學習性無力感」**造成。

「學習性無力感」是因為長期暴露在壓力下，而覺得「我不管做什麼都

沒用」，甚至不想努力從這樣的困境中跳脫。

關於學習性無力感，有個知名的實驗。

將狗放進一個會電擊的籠子裡，持續施以電擊，狗會努力想離開籠子，但不管再怎麼做也無法逃離，所以很快就不再抵抗。

後來就算打開籠子的門，處在隨時都能逃離的狀態，狗也已經處在無精打采的狀態，不想逃離。

這是很殘酷的實驗，所以現在絕不會這麼做，不過，不知道自己想做什麼的人，就像處在這種狀態。

「不想做的事」就如同電擊。

如果持續做「不想做的事」，就無法湧現幹勁，而陷入「學習性無力感」的狀態中。如此一來，就算獲得自由，也會不知道自己想做什麼。

如果做自己不想做的事，就像處在遭電擊的狀態，則心裡會想「哇！那我得停止做自己不想做的事才行！」。但陷入學習性無力感後，卻會心想「為了生活，就算是不想做的事，也非做不可」。

周遭人愈是說「這種事，別做就好啦！」，愈會持續遭受「可是，我非做不可」的電擊，而更加不知道自己想做什麼，無法做出讓自己自由的選擇。

「睡眠」可以幫助我們從這種狀態跳脫。

記憶會因睡眠而「美化」

我以智慧手錶監看我的睡眠模式後發現，好好投入自己想做的事情時，便會進入「像教科書一樣標準的良好睡眠模式」。

但如果做自己不想做的事，睡眠模式會變得很零亂，完全無法取得深層睡眠。

當睡眠模式很標準時，睡覺時無意識會妥適地整理記憶。

但如果睡眠模式零亂，記憶和感情便不會得到妥適的整理，而處在散亂的狀態。

我曾經聽研究心理創傷聞名的貝塞爾・范德寇（Bessel van der Kolk）博士親口說過一個故事，博士說他祖父是一位荷蘭軍人，戰時有一段時間成為日軍的俘虜。

博士的祖父在戰爭結束後說「日本人實在很不像話！」，但「睡覺、醒來」的過程一再反覆後，他的記憶被美化成「日本人是我的戰友」。

透過沉睡，記憶會得到整理，原本覺得「討厭！」的事物會被美化，而漸漸成了「好的事物」。

就像這樣，就算是「不想做的事」，只要一再經過睡眠，記憶也會被重新整理，而逐漸變成「或許它也不是那麼討厭的事」。

之所以會覺得「我在做自己不想做的事」，也許是因為記憶沒透過睡眠進行妥適的整理，所以「不想做」的心情就這樣遺留在心中。

有許多想做的事，這樣很好！

在睡眠時，無意識對記憶展開妥適的整理後，記憶會神奇地被美化。如此一來，原本覺得「不想做的事」，就此不再是電擊，睡眠模式也會變得愈來愈好。

「咦？這也許是我想做的事哦！」，想做的事會漸漸浮現腦中。

陷入學習性無力感中的記憶，也會被美化，所以能自由地投入自己想做的事當中。處在只要心裡想「我可能想做這個」，便能輕鬆展開挑戰的狀態。而在挑戰時，如果發現其他想做的事，就會心想「這個我也想試試看！」，毫不猶豫地投入其中。

有許多想做的事，這樣很好。

同時做許多自己想做的事情時，會開始從這些想做的事情中發現共通點。

而在睡覺時，這些體驗的資訊會得到妥適的整理，進而從中發現**「原來這是我真正想做的事！」**。

無意識在睡覺時替我做的記憶整理，真的很厲害。不光是步伐變得輕盈，還能幫我發現真正想做的事。

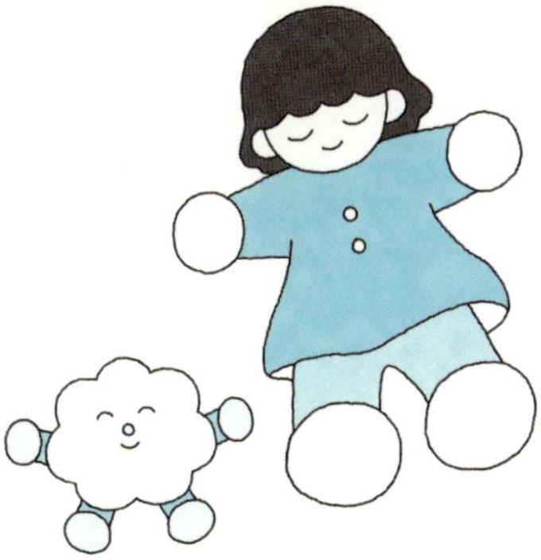

跳脱出提不起勁的狀態

體內的「發炎」造成人們提不起勁!?

工作壓力大的人，每到假日，往往會做什麼也提不起勁，拖拖拉拉。

人們在感覺到壓力時，腦內會分泌「壓力荷爾蒙」。分泌壓力荷爾蒙後，為了因應壓力，血流會加速，血糖值上升，不過在這個過程中，血管會受傷，引起發炎。

一旦發炎，發炎物質便會影響大腦，使得腦部功能無法順利運作，而變得「提不起勁」。

其實身體不管哪裡發炎，發炎物質都會透過血管影響腦部，容易陷入提不起勁的狀態。

以我來說，我扭傷手腕，就此紅腫發炎時，就會什麼都不想做。

「受傷」、「瘀青」等情況，肉眼看也知道是發炎。而另一方面，因壓力而使得血管受傷發炎時，因為肉眼看不出來，所以往往會以為「這和發炎沒關係！」。但其實提不起勁的狀態本身，就是發炎的證據。

這時候要是能好好睡覺，提不起勁的狀態就能漸漸治癒。

在特定的時間帶好好睡覺，就會分泌**「修復身體損傷的的生長激素」**。關於睡覺的時間帶，有各種說法，但以我個人的情況來說，晚上十點到凌晨兩點這段時間熟睡，效果絕佳。

藉由生長激素，肉眼看不到的身體損傷會得到修復。

大腦因為從發炎物質中得到解放，會逐漸從提不起勁的狀態中恢復。

提不起勁並不是你的錯

以我的情況來說，要是因為假日做什麼都提不起勁，而從白天就拖拖拉拉，長時間都用來睡覺，到了最想睡的時間帶就會無法熟睡，而半途醒來。實際看智慧手錶上的睡眠模式會發現，完全沒進入深層睡眠。早上醒來後，一樣完全沒幹勁，出門工作本身就是一種壓力。

出門工作的壓力，更加傷害血管，發炎變得更嚴重，提不起勁的狀態加劇。

附帶一提，發炎對大腦造成的影響，不光只是幹勁的問題。還會變得易怒，對聲音和氣味很敏感，覺得「看不到希望」，陷入絕望的情緒中。

會因為易怒，或對聲音敏感，使得感覺有壓力的次數增加。每次都會對血管造成傷害，大腦因為發炎物質而無法正常運作。

當大腦因發炎而無法正常運作時，儘管心裡想著「我得好好睡一覺才行」，還是無法控制自己的行動，而容易變成「又忍不住長時間掛在影片網站上了」。這麼一來，便無法以生長激素來修復身體受的傷害，身體不斷受到侵蝕傷害。

當一直這樣拖拖拉拉，不想睡覺時，不妨試著心想**「就好好睡一覺來治療發炎吧！」**。當人們一直這樣拖拖拉拉時，往往會心想「我又開始拖拖拉拉了！」，而責備起自己，而一旦責備起自己，就會因為壓力而進一步造成發炎，提不起勁的問題遲遲無法改善。

所以只要心想**「我是因為發炎才提不起勁」**，不去責怪自己，就能藉由睡眠而分泌修復發炎的荷爾蒙，治癒發炎。

受發炎物質影響的大腦，會恢復成原本的狀態，而能跳脫出提不起勁的狀態。

不再因人際關係而煩惱

愈是顧忌，愈惹人嫌？

小時候，父母常訓我「要先考慮別人的感受再行動」。

但我愈是考慮到朋友的感受，關係愈處不好。

我明明很努力去考慮對方的感受，很小心不用負面的想法看待對方，但還是不知不覺間被同伴排擠，就此孤立。

而那些不太會考慮別人感受的人，卻跟大家都相處融洽，看了令人羨慕。

在工作上也是，在行動前會先考慮到上司和同事的感受，一開始還獲得「你真貼心」的誇讚，受人重視。但對於我這樣的態度，上司變得愈來愈傲慢。

可悲的是，我明明比任何人都會考慮到上司的感受，但那些完全不考慮上司感受，沒辦事能力的人，卻備受上司關照。

我對同事也是，明明多方替他們設想，但不知不覺間，他們竟然都串聯在一起，引發出「聯合起來背叛我」的事態。

說來也真不可思議，人際關係往往會發生愈是考量對方感受，「關係愈惡化」的現象。

根據一項錯誤（失敗）的研究指出，當在高速道路上開車經過一輛閃著警示燈停在一旁的巡邏車時，愈是在意「不能撞上巡邏車」，方向盤愈會打向巡邏車的方向，而造成追撞。

若以人際關係來比喻的話，心裡想著「我可不想被對方討厭」，就像是在高速道路上亮著警示燈的狀態。而想著「不能撞上」，就像是「考慮對方的感受」。如果在意警示燈的閃爍，就會像明明心裡不想撞上巡邏車，但偏偏朝巡邏車的方向駛去一樣，老想著不想被對方討厭，反而會朝惹人嫌的方向走偏。

愈是考量對方的感受，就愈會像忍不住將方向盤打向「巡邏車的方向」一樣，「碰」的一聲，搞砸人際關係。

我一直都是這麼做，不斷惹出人際關係的問題。

有人常被批評「那個人很不懂得看現場的氣氛」，惹人嫌棄，聽了他的情況後發現，與我的情況類似。

太為對方或是周遭人著想，一再空轉的結果，就會說出不懂得看現場氣氛的話來。

將人際關係交給無意識去處理，就會一切順利

小時候，我因為人際關係的問題而吃盡苦頭，滿腦子想的都是別人的感受，所以都沒時間念書。

但反過來，**當我覺得「因為忙著看書，而沒空去考慮別人感受」時，反而變成「咦？人際關係的問題好像全沒了！」的狀態，令我大吃一驚。**

我剛開始工作時，也是每天累得倒頭就睡，「因為太忙碌，有許多事要記在腦中，根本沒空去考慮對方的感受」，所以那時候反而是「過往人生中，人際關係最好的時刻！」。

但當我漸漸在工作上有餘力，開始會去考慮周遭人的感受時，人際關係又開始出問題了。

不久，我發現**「也許是因為我老想著那些沒必要的事，人際關係才會出問題」**，但想睡覺時，白天發生的事，以及相關的登場人物自己冒了出來，我就此開始顧慮起對方的感受，怎麼也停不下來。

某天，我夢到「因為我的發言，對方勃然大怒，惹出很大的風波！」，醒來後感覺很不舒服。

做了那個夢一個月後，我與工作相關的人談話時，突然發現「咦？這個場面我好像經歷過」，我夢中的對話在真實的場面中重現。

接著我想到「啊！我這時候就是因為講了不該說的話，才惹對方生氣」，而做出和夢中不一樣的選擇。結果巧妙避開了噩夢中的情形。

我平時一直都極力避免過度考量對方的感受，但是當不安提升時，還是忍不住會去想對方的感受。

這樣的我，只要想到**「在睡眠中將一切交給無意識去處理就行了！」**，就能不去想那些沒必要的事，把一切都交給睡眠去處理。

我的人際關係之所以能逐漸獲得改善，全都是因為無意識在夢中提供我可用來迴避問題的資訊。

人們不時會有「咦？這個場面好像看過！」的既視感，那是無意識藉由睡眠賜予我們的**「人際關係智慧」**。

人際關係比想像中還要複雜。與其為了自行改善，而嘗試錯誤，還不如交給能因應這種複雜人際關係的無意識去處理，更能真切感受到人際關係的改善。

當然了，不可能完全沒有人際關係的問題，不過，就算遭遇問題，只要好好睡一覺，交給無意識去辦，無意識就會為我們好好處理。深沉的睡眠也有助於改善人際關係。

猛然回神，發現自己一直都呈現真實的自我

發現「一直在演戲的自己」

回顧過往，覺得在我睡得淺的時候，總是很在意周遭人的目光，無法活得像自己。

而當我能睡好時，我便能活得像我自己。

在人們面前不會緊張或掩飾，能呈現真實的自我。

在人們面前之所以會緊張或掩飾，是因為無法認同真實的自我，不能接受自己。

「那個人不知道會怎樣看我」、「他肯定看我不順眼」，像這樣老是考量對方的感受，會擔心「應該不能呈現出真實的自我吧？」，因而感到不安和緊張，而扮演另一種自己。

在人們面前無法呈現真實的自己，感覺總是像在扮演別人。**在人們面前會緊張，就某個含意來說，也算是在扮演「容易緊張的人」。**

有些人則是在人們面前會扮演「一本正經的人」，或是不知為何，不知不覺扮演起「板起臉孔的人」。

因為呈現真實的自我會沒自信，所以才需要佯裝成「板起臉孔的人」來保護自己，或是因為無法認同真實的自己，所以才需要扮演「一本正經的人」。

角色扮演確實是用來維護良好的人際關係、適應社會的重要技能。但持續扮演自己以外的其他人，壓力會不斷在腦中累積。

會因為這分壓力而使血管受傷，引起發炎，大腦受到發炎物質的影響，無法發揮出自己原本的能力。

能睡好覺後，對人際關係的擔憂，無意識全都會在夢裡替我們處理。即使沒預想「最糟」的情況，扮演某個人，一樣能呈現真實的自我。對人際關係的擔憂減少，沒必要再扮演別人。

如此一來，壓力便會輕減，大腦不再受發炎的影響，所以會逐漸恢復成**「原本的自己」**。

恢復成原本的自己後，就算沒扮演別人，或是在意周遭的事物，一樣會湧現幹勁，能以真實的自我去享受眼前的狀況。

「不擅長想新點子」、「和初次見面的人說話會緊張」的這些特徵，我原本都認為是「真實的自己」，但好好熟睡，將一切交給無意識處理後，我逐漸看出，這同樣也是「配合周遭人在角色扮演的自己」。

只要好好睡覺，點子就會不斷地湧出，和初次見面的人說話時的緊張，也會在不知不覺間消失。

「因為累積了經驗，所以腦中浮現許多點子」、「因為年紀增長，所以就算遇上初次見面的人也不會緊張」，或許有人會想找出睡眠以外的原因。但其實這只是因為睡得好，無意識發揮了作用，恢復成真實的自我罷了。

雖然認為「我是懦弱的膽小鬼」，但無意識讓我了解，「真實的我其實完全相反」。我逐漸看出，那是我為了適應周遭所創造出的另一個分身，並非真實的我。

當我是真實的自己時，就會連同「假裝找不到自己想做的事」也一併消除，所以只要有自己想做的事，便能踩著輕盈的步履加以挑戰。

當挑戰失敗時，本以為會「因為氣餒而失去幹勁，做什麼都提不起勁」，但那也是為了適應周遭環境的另一個分身。

晚上能睡好覺，無意識便會替我們注意到這些事。

原本認為是「失敗」的經驗，會因為好好睡上一覺，而在自己意想不到的各方向加以活用。

我發現，失敗後馬上氣餒，就此死心的角色，也是我為了適應周遭所自己設立的分身，進而覺得以真實的自我面對人生是很快樂的一件事。

過去我一直認為，「保有真實的自我」，就是不管「柔弱的我」，還是「沒用的我」，全部都要原諒他，認同他，並接受他。

但自從懂得好好睡覺後，我逐漸明白，「沒用的我」和「柔弱的我」，也全都是「為了讓周遭人接納而自己設立的分身」。

自從無意識發揮作用後，「沒用」和「柔弱」的感覺逐漸消失。漸漸能看出我因為責備自己而給自己帶來壓力，努力想適應周遭。

也許我一直認為，要是保有真實的自我，周遭人將會離我而去，對此感到不安。但實際試著好好睡一覺後，無意識會引導我來到能保有真實自我的環境。

無意識引導我進入的，不是刻意扮演柔弱沒用的我，非得配合周遭不可的環境，而是能保有「真實自我」的環境。

沒錯，只要好好睡覺，便會發現自己周遭正逐漸改變成真實的自我待得安心的環境。

無意識讓我發現「人生的主角不是別人，而是自己」。並讓我真切感受到，我能以真實的自我過生活。

接著我發現，周遭的人們，全都是無意識為我準備的配角，用來讓我能以真實的自我過生活。

深沉的睡眠所帶來的，不是任何人的喜悅，而是以真實的自己過生活的我所得到的喜悅。

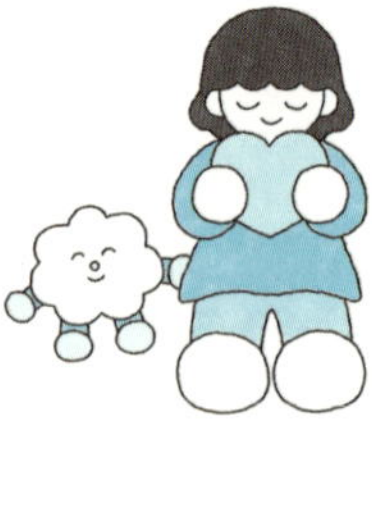

光是閱讀就能沉沉入睡的故事

在此要介紹的，是光閱讀就能引人進入深沉睡眠的故事。在文章中，主語會有從「女孩」變成「我」的場面，但那是用來讓意識混亂，以進入無意識的世界所設的機關。請放鬆閱讀。

有位小女孩躺在床上想睡覺。

如果是平時，她一躺上床，馬上就會在舒服的睡意包覆下入睡，但今天不管等再久，都還是睡不著。

和平時一樣舒服入睡的感覺，遲遲沒來邀這位女孩進入夢鄉。

女孩開始展開各種思考。

「是因為剛才找不到媽媽，哭累了睡著，所以晚上才睡不著嗎？」

但白天時明明因為覺得寂寞而哭泣，但為什麼不知不覺就睡著了？為什麼流淚後，不知不覺就會睡著呢？

嬰兒也是在哭泣中沉沉地入睡。

難道眼淚裡頭帶有讓人想睡覺的魔法成分？

下次哭的時候，就試著用媽媽的空化妝瓶裝我自己的眼淚吧。

睡不著時，要是有裝在瓶子裡的眼淚，也許就睡得著了。

她想像著裝在漂亮小瓶子裡的淚水，這時她想到，雖然沒有這樣的淚水瓶，但要是現在試著像白天那樣哭泣的話，也許就會覺得睏。

好，就試著哭哭看吧，她努力回想之前找不到媽媽時，那種孤零零一人的感覺，但當時因為覺得孤單，一下子就哭了，可現在卻一滴眼淚也擠不出來。

難道是因為先前睡過一覺，孤單的感覺消失了？

女孩發現睡眠會消除孤單。

經這麼一提才想到，之前和朋友吵架時也是，晚上一陣舒服的睡意襲來，等早上醒來後，覺得那件討厭的事已經不再重要，隔天就像什麼事都沒發生過似地，她又和朋友玩了起來。

在睡覺時發生了什麼事？

這時，她腦中浮現一張空白的圖畫紙。

每次有事發生，她就在腦中的圖畫紙畫上一條線。而發生許多事情時，就會畫上許多線條，白紙就此變得亂七八糟。

畫在這張圖畫紙上的圖畫，經過一個晚上後，就又恢復成空白的圖畫紙。

我在睡覺時，是腦中的妖精們幫我把線條一一擦除嗎？

她腦中浮現許多妖精拿著神奇的筆，很仔細地替她擦除亂七八糟線條的模樣。

當她做這樣的想像時，女孩想起「幫助她入睡的大象」。難以入眠時，只要想像有長長鼻子的大象，就會不知不覺地入睡。

女孩這時不知道是該想像大象的模樣，還是妖精們的模樣，感到有點猶豫。因為她漸漸覺得看著妖精們替她刪除線條也是件快樂的事。

但她也想確認自己想像大象的畫面時，是否能再次睡著。

正當她想著這件事情時，不知不覺間，女孩腦中浮現一頭好大好大的大象從草原前方緩緩走來的畫面。

大象在明亮的陽光照耀下朝她走來。女孩想像著大象走近的畫面，閉著眼睛撫摸床邊的白牆。

手掌感受到白牆傳來冰涼舒服的觸感。

她感受著那舒服的冰涼感，牆壁因為她小手的溫熱而加溫，牆壁也逐漸變得溫暖。

雖然她沒摸過大象，但以手掌碰觸變溫暖的堅硬牆壁後，感覺就像在撫摸大象。

接著我在不知不覺間進入舒服的夢鄉。

可能是因為和大象一起感到安心，緊繃的力氣逐漸從全身洩去。

我沿著一路通往深沉睡眠的樓梯，一步步往下走。

沿著樓梯每往下走一步，我的睡眠就加深一分。

沿著樓梯一步步往下走，會不會就這樣變回小嬰兒呢？我有這種不可思議的感覺。

要是變成跟嬰兒時代一樣，什麼也沒想，天真無邪地熟睡，會發生什麼事呢？

只要我笑，大家也會跟著笑，也許我是為了回到那樣的嬰兒時代，才沿著睡眠的樓梯往下走。

走下樓梯後，雖然我已記不得了，但伴隨著被棉被包覆的舒服感，我還感覺到像是被一雙溫柔又溫暖的手臂緊緊抱住的安心感。

那溫柔又溫暖的手臂環住我，引我走進舒服的睡眠，我在夢中不知不覺地獲得從未有過的體驗。

不光是我，任何人都不曾體驗過的事，我在這場夢中都經歷了。

我向來都覺得「周遭人好厲害」，而我做不到的事，大人們都能做到，我都以尊敬的眼神看待他們。

但在夢中，我經歷了連大人們也不曾體驗過的事，或許我也很厲害。我從自己心中找到一個像寶石般閃耀之物。

只要擁有這顆像寶石般發光的東西，不管日後會遇上什麼事，都不會有問題。

我的小手緊握著一顆發光的小石頭。

小石頭冰涼的觸感，傳向我緊握的手掌。

接著，我的體溫傳向石頭，石頭變得愈來愈亮。

當我看到石頭從我手中縫隙發出的亮光時，我心想「也許是因為我緊握它的緣故，阻擋了亮光」，就此張開手掌。

放在我手掌上的石頭，亮度漸增，照亮四周。

我環視四周，發現過去我所體驗過的每個小故事，都漂亮地刻劃在四周的牆壁上。

望著小時候體驗過的每個記憶時，那顆發光的石頭離開那女孩的手掌，愈飛愈高，照亮在場的一切事物。

沒錯，那裡甚至刻劃了那孩子今後將會體驗的未來記憶。小女孩對於自己今後不知會有怎樣的體驗，感到滿心雀躍，望著刻劃在四周的未來記憶。

試著窺望後發現，這每個記憶應該都是未來的記憶，卻給人一種熟悉、溫暖、令人放心的感覺。沒錯，就像夕陽綻放著金黃色的光芒，紅光愈來愈強，緩緩傾沉的感覺。望著眼前的夕陽，我陷入更深沉的睡眠中，全身的每一條肌肉都舒緩開來。

當全身的每一條肌肉都獲得舒緩時，我腦中逐漸盈滿清澈乾淨的清水。

當我腦中盈滿愈多透明的清水，愈能看見過去所看不到的事物，原本不懂的事，也開始曉悟明白。

在這舒暢的睡眠中，盈滿我體內的水逐漸變得清澈。

也許我是在不知不覺間確認了默默在背後幫我的無意識的存在。

沒錯，我心裡有個溫柔的聲音說道「我一直與你同在」。
接著，那小女孩從舒服的睡眠中醒來。
在柔和的亮光照耀下。

結語

請以「無意識」的觀點來寫「讓人沉睡的書」——當出版社向我提出這樣的委託時，我心想「真的沒問題嗎？」，感到不安。

既然是談睡眠的書，坊間已出版許多以科學觀點寫成的暢銷書，而且我心裡想「大家會對無意識感興趣嗎？」

這時，我想起以前認識的一位編輯。

某位編輯曾請我寫書，而當我交出寫好的稿子時，他說「你這種寫法不行！」，提出諸多批評。

我沒因批評而氣餒，心想「好～！這次我一定要寫到讓你沒得批評！」，寫好後交給他，結果換來更嚴厲的批評，我心裡暗呼「怎麼會這樣！」，大為沮喪。

經過幾次往返修改後，我開始在心裡想「這本書我可不可以不寫了？因為我寫出來的文章，只會換來你的批評」。甚至心想「要是再被批評的話，對我精神造成的傷害太大，我承受不了」，心情跌落谷底。

結果，那位編輯以無比認真的表情對我說：「這一定得由大嶋先生您來寫才行！」

我反駁道：「雖然你說一定得由我來寫才行，但你不是一直批評嗎？」

結果那位編輯很難為情地說道：「不，我看了您寫的書之後，原本汗流不止的毛病不藥而癒了！」

「咦~？你的意思是，我寫了會讓人停止流汗的書？」經我詢問後，他回答道：「不，你書裡完全沒提到流汗的事，但看了你的書之後，不知為何，我就不會再亂冒汗了。在人們面前已不再緊張，自己心裡想的事，也能順利傳達給對方明白！」

「哦～！我以前也是這樣～」這時我想起我的催眠老師。

以前我找我的催眠老師傾吐煩惱「我想寫書，但我寫不出來！」，結果老師跟我說「湖畔有位魔術師」，講了一個完全無關的故事，我心裡想，這和我的煩惱有什麼關聯呢？想著想著，就這麼睡著了。

後來我努力想要憶起老師跟我說的故事，但都只想到「湖畔有位魔術師」這句話。

「根本就沒意義嘛！」雖然我當時心裡這麼想，但猛然回神發現，原本提筆想要寫文章，卻只能寫出寥寥數行的我，轉眼已寫了十張、三十張、八十張稿紙。在寫這份稿子時，我想起了當時心中的感動，深深覺得「無意識真是太厲害了！」。

當我寫完「讓人沉睡的書」，重新回頭看過一遍，發現我在書中加入許多故事引人進入無意識的世界裡。

也許有人會像那位在人們面前因緊張而汗流不止的編輯一樣，心想「咦？我是在其他方面展現效果！」。

光是閱讀與無意識交朋友的故事，無意識就會在不知不覺中幫助我們。

無意識會很自然地助我們一臂之力，所以我們不容易發現自己的變化。但向來對我們很嚴厲的家人、自己周遭的人們，會開始變得比較溫柔，也會有更多的歡笑，可以從中看出變化。

藉由無意識的力量，我們自己會改變，而這樣的變化也會為周遭帶來良好的影響。「感覺和過去不太一樣」，這樣的驚喜會盈滿你我的心。

過去原本是充滿不安的世界，會在不知不覺間轉變成令人安心的世界。在無意識帶來的溫柔睡眠包覆下，我有這樣的預感。

光誦念就會覺得想睡的「魔法暗示句」

刻意使用意識來入睡的方法

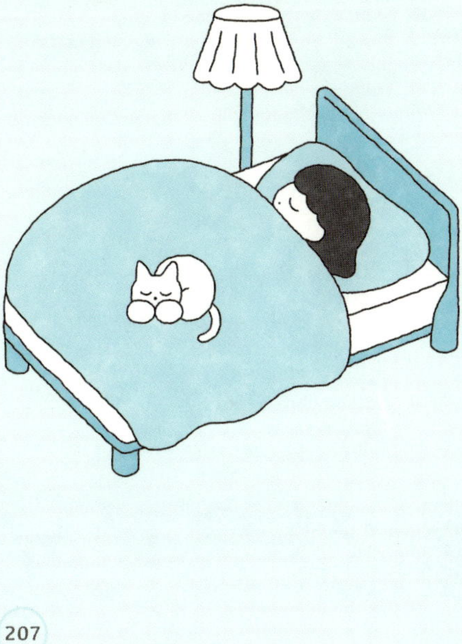

國家圖書館出版品預行編目資料

瞬間入睡：「讀 2 頁就睡著！」史上最強告別失眠術 / 大嶋信賴著；高詹燦譯 . -- 初版 . -- 臺北市：平安文化, 2025.5　面；　公分 . --（平安叢書；第 842 種）(UPWARD；175)
譯自：無意識さんの力でぐっすり眠れる本
ISBN 978-626-7650-33-2（平裝）

1.CST: 催眠療法 2.CST: 睡眠 3.CST: 失眠症 4.CST: 睡眠障礙症

418.984　　114004460

平安叢書第 842 種
UPWARD 175

瞬間入睡

「讀 2 頁就睡著！」史上最強告別失眠術

無意識さんの力でぐっすり眠れる本

作　　者—大嶋信賴
譯　　者—高詹燦
發 行 人—平　雲
出版發行—平安文化有限公司
台北市敦化北路 120 巷 50 號
電話◎ 02-27168888
郵撥帳號◎ 18420815 號
皇冠出版社（香港）有限公司
香港銅鑼灣道 180 號百樂商業中心
19 字樓 1903 室
電話◎ 2529-1778　傳真◎ 2527-0904
總 編 輯—許婷婷
副總編輯—平　靜
責任編輯—陳思宇
美術設計—江孟達、李偉涵
行銷企劃—謝乙甄
著作完成日期— 2023 年
初版一刷日期— 2025 年 5 月

法律顧問—王惠光律師

讀者服務傳真專線◎02-27150507
電腦編號◎425175
ISBN◎978-626-7650-33-2
Printed in Taiwan
本書定價◎新台幣 340 元 / 港幣 113 元